ÉLÉMENTS

D'OPHTALMOLOGIE JOURNALIÈRE

PAR LES

Drs A. PUECH et C. FROMAGET

Ex-chefs de clinique à la Faculté de Médecine de Bordeaux.

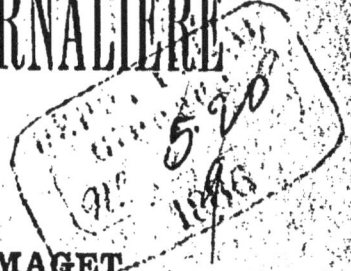

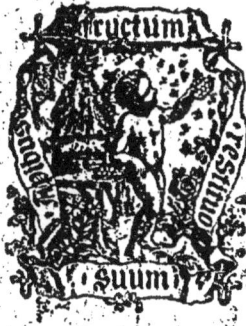

PARIS

SOCIÉTÉ D'ÉDITIONS SCIENTIFIQUES

PLACE DE L'ÉCOLE DE MÉDECINE

4, RUE ANTOINE-DUBOIS, 4

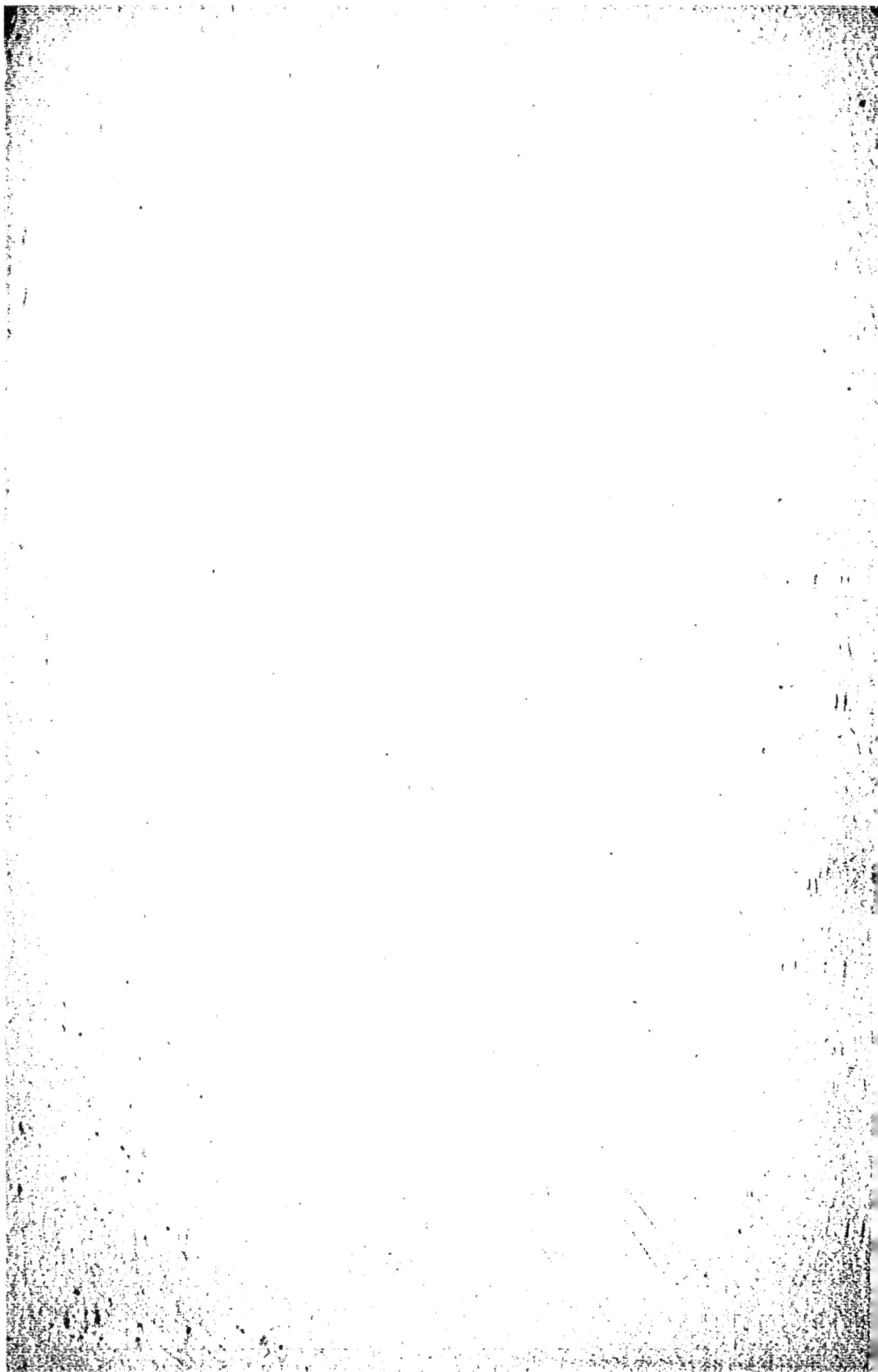

ÉLÉMENTS

D'OPHTALMOLOGIE JOURNALIÈRE

PAR LES

Drs A. PUECH et C. FROMAGET

Ex-chefs de clinique à la Faculté de Médecine de Bordeaux.

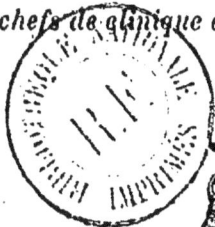

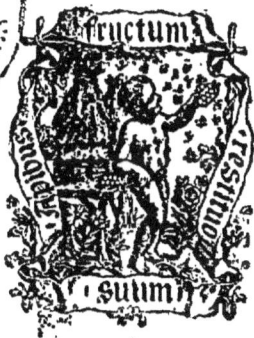

PARIS

SOCIÉTÉ D'ÉDITIONS SCIENTIFIQUES

PLACE DE L'ÉCOLE DE MÉDECINE

4, RUE ANTOINE-DUBOIS, 4

—

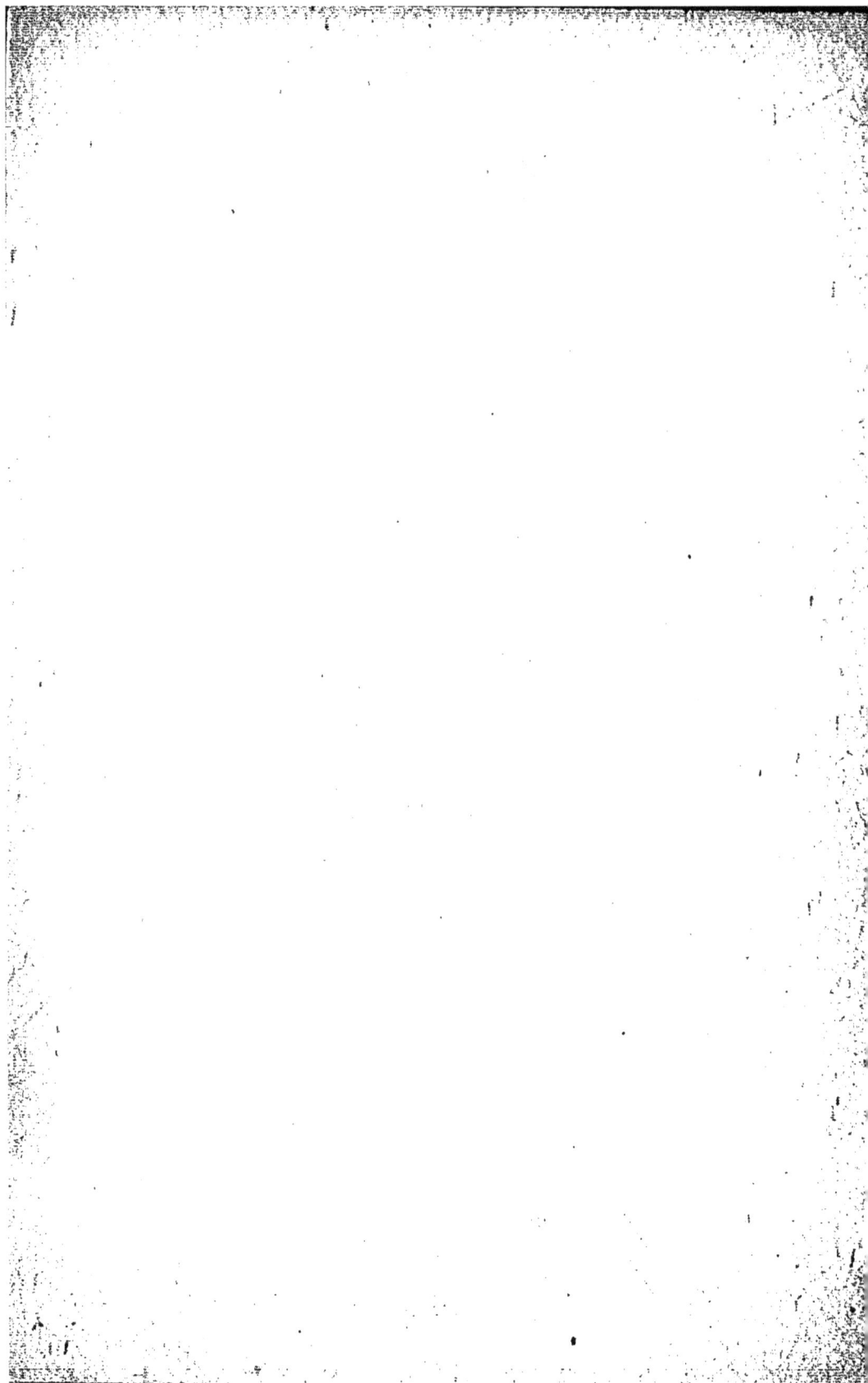

PRÉFACE

Ce manuel traitant des affections les plus communes de l'œil est dédié aux praticiens et aux étudiants. Aux premiers, il pourra toujours fournir quelques indications utiles au point de vue du diagnostic et du traitement; aux seconds, il pourra servir d'introduction à l'étude de l'ophtalmologie.

Une description de chaque affection dans ses traits les plus accentués, les plus facilement reconnaissables, un traitement comprenant des formules choisies parmi les plus simples et les mieux expérimentées, tel est le plan qu'ont suivi les auteurs en rédigeant ces éléments d'ophtalmologie.

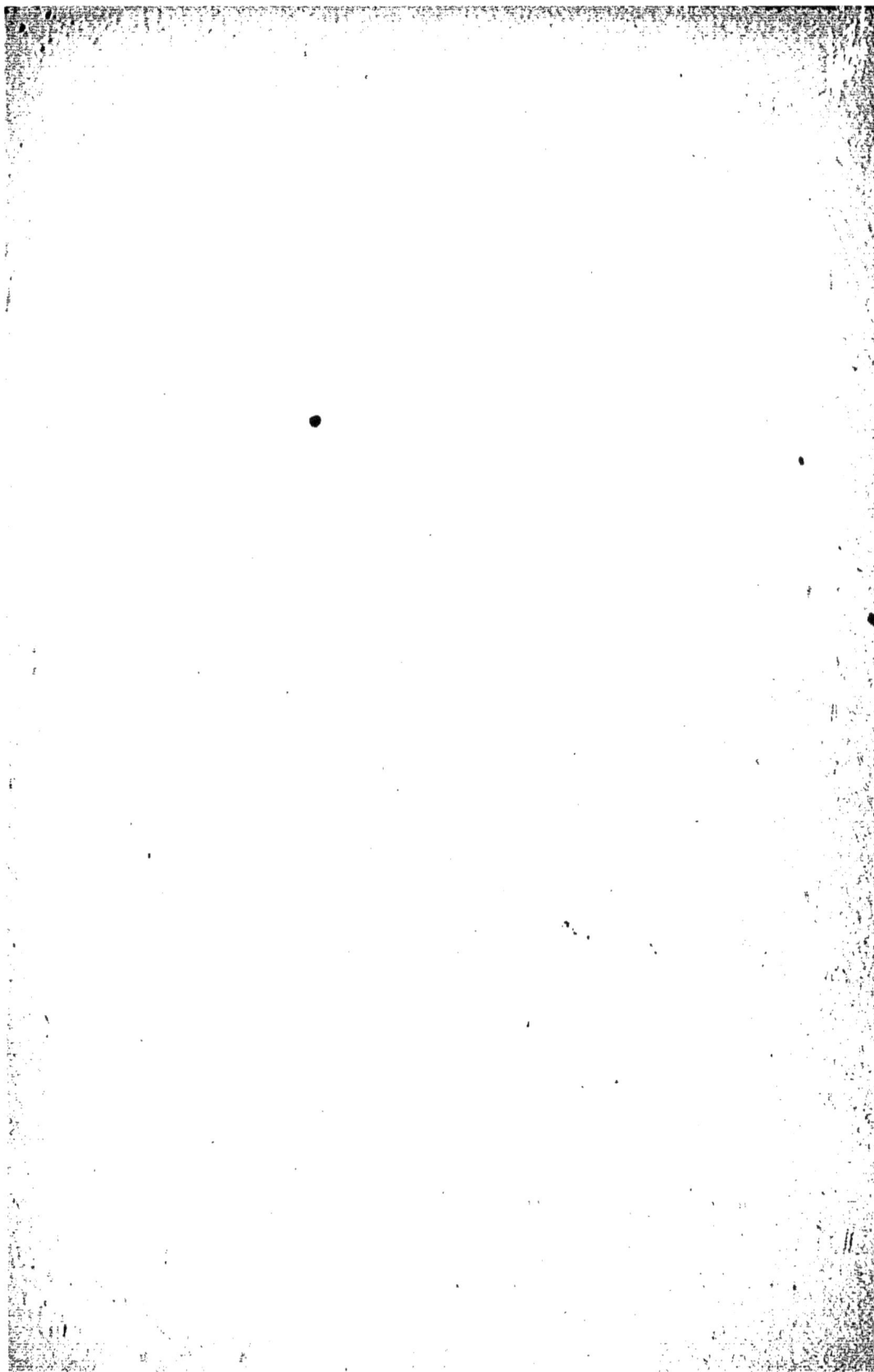

MALADIES DES PAUPIÈRES

Blépharite ciliaire.

On désigne sous le nom de blépharite ciliaire l'inflammation du bord libre des paupières.

Cette forme de blépharite, caractérisée par de la rougeur du bord libre des paupières et de la conjonctive qui tapisse les tarses, détermine une sécrétion épaisse mais peu abondante qui se cantonne dans l'angle interne ou se dépose à la base des cils qu'elle condense en petits pinceaux. Les paupières sont le plus souvent agglutinées, collées, le matin au réveil.

Symptômes communs aux blépharites. — Les symptômes objectifs préoccupent peu en général. Par contre, les phénomènes subjectifs sont parfois fort pénibles.

Les malades accusent le plus souvent une sensation de démangeaison, de picotement qui augmente dès qu'ils exposent leurs yeux à une cause irritante : froid, vent, lumière, air vif, etc., etc. Il leur semble que leurs paupières alourdies roulent continuellement du gravier. Tous ces phénomènes s'accentuent le soir à la lumière et pour peu que le

1

patient veuille appliquer ses yeux à un travail assidu (lecture, couture, etc.); à ces mêmes phénomènes viennent s'en ajouter d'autres plus embarrassants, tels que la photophobie, la perception des mouches volantes, l'irisation des objets fixés. Le malade se frotte les yeux à tout instant pour chasser les obstacles qui nuisent à la perception nette des objets.

Étiologie. — La blépharite se développe souvent sous l'influence d'un état général précaire (lymphatisme, scrofule, etc.) ou prédisposé (anomalie de secrétion des glandes de Meibomius : hypersécrétion des glandes pilo-sébacées).

Les blonds à peau fine et à teint rosé voient souvent le bord de leurs paupières rougir sous l'influence des moindres causes irritantes, telles que le froid ou le vent.

Les causes locales sont en grand nombre : telles sont les affections chroniques de la conjonctive et de la cornée, la poussée défectueuse de certains cils. Dans ce dernier cas, la blépharite est le plus souvent localisée. Les cils changent tous les trois mois environ; pour peu que leur séjour soit de plus longue durée, ils jouent le rôle de corps étranger et enflamment la portion du bord ciliaire sur laquelle ils se trouvent implantés.

La blépharite se développe fréquemment sous l'influence des efforts et de l'attention soutenus que sont obligées d'exercer les personnes atteintes d'un vice de réfraction, tels que la myopie, mais plus particulièrement l'hypermétropie et l'astigmatisme (Badal).

Le larmoiement dû à un rétrécissement du canal

nasal avec ou sans catarrhe du sac lacrymal est une cause fréquente de blépharite, mais il est parfois difficile de rapporter l'affection à sa cause première. Si, en effet, les affections des voies lacrymales déterminent l'inflammation des bords palpébraux, la blépharite elle-même par sa durée, les désordres produits sur la marge ciliaire, amène une déviation des points lacrymaux, l'éversion des paupières (voir *Blépharite hypertrophique*) qui sont autant de causes de larmoiement.

Parmi les causes locales, signalons enfin la variole, l'érysipèle, les brûlures, etc., qui agissent en détruisant les bulbes des cils ou en produisant des cicatrices vicieuses (Voir *Affections des voies lacrymales*).

Traitement. — Traitement local. Application matin et soir sur les paupières de compresses chaudes de solutions antiseptiques ou même simplement d'eau bouillie aussi chaude que le malade peut la supporter. Les lotions à la liqueur de Van Swieten pure ou coupée de moitié d'eau agissent parfois très promptement. Si les cils constituent le point de départ de l'irritation, la première indication est d'épiler ceux qui causent la poussée inflammatoire.

L'usage des pommades topiques rend le plus grand service. Les corps gras assouplissent la peau, la préservent contre l'humectation par les larmes qui la baignent continuellement et, de plus, empêchent l'oblitération des canaux excréteurs des glandes ciliaires. Parmi les pommades employées, celles au précipité blanc et à l'oxyde de zinc rendent les meilleurs services. Le précipité rouge, si fréquemment employé, irrite parfois les paupières et doit être proscrit dans certains cas.

Pommade avec :

1° Précipité blanc. . . . .   0 gr. 50 à 1 gr.
   Vaseline ou lanoline. .   5 gr.

2° Oxyde de zinc . . . . .   0 gr. 50 à 1 gr.
   Vaseline ou lanoline .   5 gr.

3° Acide borique . . . . .   1 gr.
   Vaseline . . . .   5 gr.

4° Précipité rouge. . . . .   0 gr. 05
   Vaseline . . . .   10 gr.

La pommade doit être étendue en fort petite quantité sur le bord des paupières le soir, au moment du coucher et après avoir débarrassé ces bords au moyen d'un lavage à l'eau chaude, de tous les enduits qui y adhèrent.

Les blépharites liées aux affections des voies lacrymales doivent être traitées au double point de l'inflammation locale et du larmoiement. (Voir *Voies lacrymales*).

Un traitement qui se rapporte à toutes les formes de blépharites consiste à protéger les paupières contre les agents extérieurs, aussi recommandera-t-on le port de verres à teinte fumée ou bleutée. La teinte ne doit jamais être trop foncée, les teintes fumées n° 4 ou 5 sont en général très suffisantes. Quant à la forme des verres, nous donnons la préférence aux verres plans qui ne présentent pas certains inconvénients inhérents aux verres dits à coquille.

Traitement général. S'adressera au lymphatisme, à la scrofule, etc. Les préparations iodurées, ferrugineuses, arsénicales trouveront leur indication.

Les blépharites liées à des vices de la réfraction disparaîtront après correction de l'amétropie (hypermétropie, astigmatisme).

Blépharite hypertrophique, ulcéreuse.

Cette forme de blépharite est caractérisée par un épaississement des bords palpébraux, parsemés de pustules que traversent souvent un cil, ou par la présence de croûtes épaisses qui recouvrent des ulcérations plus ou moins étendues, plus ou moins profondes.

D'abord limitées au voisinage sur l'emplacement des follicules pileux et des glandes sébacées, les ulcérations finissent par s'étendre à la peau, amenant au moment de la cicatrisation un renversement plus ou moins accentué des paupières en dehors (ectropion).

Par suite de ce renversement, les orifices des glandes de Meibomius exposés à toutes les influences extérieures et continuellement irrités par le voisinage des ulcérations finissent par s'oblitérer ; finalement, ces glandes ainsi que le cartilage tarse qui les renferme s'atrophient. Arrivée à cette période, la blépharite avec son bord arrondi, rouge, épais, dégarni de cils constitue une affection incurable.

C'est surtout dans cette forme de blépharite qu'il est essentiel de s'assurer de la perméabilité des voies lacrymales, le larmoiement chronique pouvant être cause ou effet.

Traitement. — Dans le cas où il existe un ectropion ou même une simple éversion des points lacrymaux, il est nécessaire dès le début et avant tout autre traitement de débrider le conduit lacrymal et de pratiquer un certain nombre de cathétérismes du canal nasal.

Traitement local. — Le traitement local comprend trois périodes bien distinctes qui, bien observées, donnent en général les meilleurs résultats, sinon une guérison définitive.

1° Obtenir un décapage aussi minutieux que possible du bord des paupières, soit à l'aide de cataplasmes de fécule préparée avec une solution antiseptique (acide borique 3 %) soit à l'aide de solutions antiseptiques chaudes (acide borique 4 %). Les croûtes ramollies tombent alors d'elles-mêmes ou sont aisément détachées. Ce décapage sera poussé jusqu'à complet nettoiement des bords palpébraux ;

2° Alors seulement on usera des applications des caustiques en solution. Parmi les caustiques, nous donnons la préférence soit au sulfate de zinc, soit au nitrate d'argent.

SOLUTION

1° Sulfate de zinc . . .   0 75 cent. à 1 gr.
Eau distillée . . . .   300 gr.

SOLUTION

1° Nitrate d'argent . .   0 50 cent.
Eau distillée . . . .   300 gr.

Faire tiédir la solution au bain-marie et en appliquer des compresses maintenues tièdes sur les paupières pendant dix minutes environ matin et soir.

L'usage de ces compresses sera prolongé pendant cinq ou six jours environ.

3° Lorsque les bords des paupières sont devenus

bien nets, que les surfaces ulcérées n'ont plus à craindre d'action trop irritante, les pommades topiques trouveront leur emploi.

Dans certains cas cependant les ulcérations persistent malgré ce traitement. Il ne faut pas alors hésiter à toucher chacune d'elles avec la fine pointe d'un crayon de nitrate d'argent, ou de sulfate de cuivre ou même de les badigeonner avec un petit pinceau imprégné de teinture d'iode. Le badigeonnage à la teinture d'iode devra du reste être également pratiqué sur les paupières à bords par trop épaissis. Ils seront renouvelés jusqu'à desquamation et affaissement du bourrelet inflammatoire.

Il ne faut pas oublier que les cils constituent souvent une cause d'irritation permanente. Il est donc indispensable d'épiler tous les cils qui favorisent la poussée inflammatoire. Les cils malades seuls doivent être épilés et non tous comme l'ont voulu certains auteurs.

Le nombre des pommades employées dans cette forme de blépharite est considérable. Nous nous contenterons de formuler ici celles qui nous ont donné les meilleurs résultats.

Pommade avec :

1o Oxyde rouge d'hydrargyre . . .   0 gr. 05
    S. acétate plomb liquide . . . . .   X gouttes.
    Vaseline. . . . .   5 gr.

2o Oxyde rouge d'hydrargyre . . .   0 gr. 10
    Acétate plomb cristallisé. . . . .   0 gr. 05
    Huile d'amandes douces. . . . . .   X gouttes.
    Vaseline. . . . .   10 gr.

(Porphyriser longuement).

Quelle que soit la pommade employée, il suffit d'en graisser légèrement le bord des paupières.

Il peut se faire que l'oxyde rouge soit mal supporté, on le remplacerait alors par des pommades au précipité blanc, à l'oyde de zinc (Voir plus haut). Les yeux seront préservés, comme nous l'avons dit, contre les agents extérieurs à l'aide de verres teintés.

Blépharite pytiriasique, furfuracée.

A la base et sur une certaine hauteur des cils se trouvent agglomérées des pellicules friables, dont le plus grand nombre se détache par le simple frottement. Au-dessous des pellicules, le bord ciliaire a conservé son aspect normal ou se trouve parsemé de petites plaques pytiriasiques.

Étiologie. — Cette forme de blépharite se rencontre presque exclusivement chez les herpétiques-arthritiques coïncidant avec le pytiriasis du cuir chevelu et des sourcils.

Traitement. — Lotions chaudes à l'acide borique à 4 pour 100 ou mieux au sublimé.

> Sublimé . . . 0,50 centig. à 1 gram.
> Eau distillée. 1000 »

Faire tiédir la quantité nécessaire au bain-marie. En lavages matin et soir.

Après la lotion du soir, faite de préférence au moment du coucher, graisser les bords des paupières avec une des nombreuses pommades à base d'hydrargyre.

> 1° Calomel . . . . . . 1 gram.
> Vaseline . . . . . . 5 »

2º Précipité rouge. .   0,05 centig.
Vaseline. . . . . .   10 gram.
3º Sublimé. . . . . .   0,05 centig.
Glycérine. . . . .   10 gram.

Dans cette forme de blépharite, l'action des corps gras est aussi prépondérante que celle qu'exercent les sels de mercure.

Orgelet.

Symptômes. — On désigne sous le nom d'orgelet un furoncle développé aux dépens des follicules pileux, d'une glande de Zeiss ou de Meibomius.

L'aspect de l'orgelet ne diffère pas de celui des autres furoncles en général. Mais, par suite du voisinage des tissus auprès desquels il se développe, le furoncle du bord palpébral donne souvent lieu à des symptômes en apparence fort graves : gonflement des paupières accompagné souvent d'infiltration de la conjonctive bulbaire. L'ensemble de ces phénomènes pourrait amener à confondre cette affection avec une ophtalmie catarrhale et même avec une ophtalmie purulente.

Indépendamment de la sécrétion muco-purulente typique qui manque toujours, il est facile de s'assurer, en palpant le bord des paupières, qu'il existe un point induré très sensible à la pression. La peau au niveau du siège de l'orgelet est rouge et le sommet de la petite tumeur ne tarde pas à apparaître, pointant dans la rangée des cils ou dans la marge ciliaire. Si l'affection suit la marche ordinaire, la perforation se fait, donnant issue à du pus et à un bourbillon.

L'orgelet est sujet à des récidives, en particulier chez les personnes atteintes de blépharite.

Traitement. — Aussitôt que la tumeur présente sur le bord ciliaire une petite saillie appréciable, l'évacuation de son contenu à l'aide d'une petite incision pratiquée avec la pointe d'un bistouri étroit abrège la durée de l'affection. Cette incision sera suivie de l'application de cataplasmes ou de fomentations antiseptiques chaudes qui feront disparaître tous les phénomènes du voisinage en 24 ou 48 heures au maximum.

L'œdème de la paupière peut demeurer un peu plus longtemps.

Chez les personnes sujettes à des récidives fréquentes, il est nécessaire de s'assurer s'il n'existe pas de vices de réfraction qui devront être corrigés.

Lorsque l'affection reconnaît comme cause la poussée défectueuse de certains cils, l'épilation devient indispensable.

Chez certaines personnes la cause échappe ; dans ce cas, de grands soins de propreté et des lavages à l'eau chaude matin et soir, joints à l'usage d'une pommade à l'*oxyde de zinc* ou au *précipité blanc* retardent ou empêchent l'apparition du furoncle (Voir plus haut).

A toute personne ayant eu des orgelets, il faut recommander d'éviter le frottement prolongé des paupières, le matin au réveil.

Chalazion.

Symptômes. — On appelle chalazion une tumeur indolore, à marche lente, de la grosseur d'une lentille ou d'un pois, faisant plus ou moins saillie sous la peau de l'une des paupières, surtout de la supérieure.

Prenant naissance dans le cartilage tarse, sous l'influence d'une irritation des glandes de Meibomius, cette tumeur, sur laquelle la peau est mobile, fait une saillie plus ou moins prononcée suivant qu'elle se développe à la face antérieure, postérieure ou au milieu du cartilage.

En retournant la paupière dans laquelle s'est développé le chalazion, on perçoit un point brunâtre, bronzé sur la conjonctive palpébrale, correspondant à la tumeur.

Traitement. — Après avoir instillé quelques gouttes d'un collyre à la cocaïne, on retourne la paupière et la maintenant entre le pouce et l'index (ce dernier appuyé sur la saillie que fait la tumeur, à l'aide d'un bistouri droit, on incise la conjonctive palpébrale jusqu'au cartilage qu'il faut attaquer plus ou moins profondément selon les cas, et celui à l'endroit correspondant au chalazion sur la tache brune, bronzée, signalée plus haut.

L'incision faite, la poche est vidée par une pression plus ou moins énergique exercée par les deux doigts qui maintiennent la paupière renversée.

Le contenu ayant été ainsi énucléé ou vidé, on se trouvera bien de pratiquer un curettage de la cavité à l'aide d'une petite gouge ou d'une petite curette.

Lorsque la tumeur a acquis un grand développement du côté de la peau, avec laquelle elle contracte parfois des adhérences, la simple incision peut être remplacée par l'extirpation du chalazion. Pour ce faire on so sert ordinairement d'une pince spéciale, dite pince de *Desmarres*, qui fait l'hémostase préventive et enchâsse la tumeur. La peau et le tissu cellulaire sous-jacent sont incisés avec beaucoup de soin, en évitant de blesser la poche du kyste. Une fois la tumeur complètement séparée de tous les tissus environnant sa base d'implantation est sectionnée à l'aide de ciseaux courbes. Quelques points de suture réunissent la peau.

Le chalazion disparaît parfois sans aucun traitement.

Trichiasis, Distichiasis.

On donne le nom de trichiasis à une implantation vicieuse des cils qui viennent se mettre en contact avec le globe oculaire qu'ils irritent.

Le trichiasis est total ou partiel suivant que toute la rangée ciliaire est tournée vers la conjonctive ou que quelques cils seulement sont déviés.

L'implantation vicieuse est fréquemment déterminée par des affections chroniques des paupières : blépharites, brûlures de la conjonctive palpébrale, mais la cause la plus fréquente du trichiasis est sans contredit la conjonctivite granuleuse, qui, par la rétraction cicatricielle du tarse, détermine le renversement en dedan des paupières.

Le *distichiasis* est l'état dans lequel on trouve deux rangées de cils : l'une dirigée normalement et l'autre retournée vers le globe qu'elle irrite constamment.

Le frottement des cils sur la cornée détermine des kératites ulcéreuses et vasculaires (pannus) parfois très graves.

Traitement. — Le traitement ne peut être que

chirurgical, il consiste à enlever le cil, à détruire son bulbe ou bien à lui imprimer une nouvelle direction.

Le procédé le plus simple et qui donne un résultat immédiat est l'épilation. Mais le soulagement n'est que temporaire, le cil ne tardant pas à repousser. Aussi, a-t-on préconisé la destruction du bulbe pileux par l'électrolyse. Ce procédé ne saurait convenir à un trichiasis total ou très prononcé. La destruction complète des cils peut, du reste, avoir des inconvénients très graves pour la cornée.

L'électrolyse n'est donc applicable que dans les cas où le nombre des cils déviés est très petit et où leur disparition ne peut nuire en aucune façon à l'organe de la vision.

La déviation du cil consiste à prendre la base du poil dans une anse de soie et à l'engager à travers la peau dans une nouvelle direction. Mais ce procédé ne donne qu'une guérison momentanée.

Une fois le cil tombé, c'est à recommencer ; aussi a-t-on le plus souvent recours à des procédés chirurgicaux parmi lesquels nous citerons les procédés de Desmarres, de Gaillard, et la transplantation du bord ciliaire. L'un de ceux-ci, le procédé de Gaillard, de Poitiers, est extrêmement simple, et peut être tenté par tout praticien.

Il consiste à prendre la peau des paupières dans une anse de soie fortement serrée.

La technique opératoire est la suivante : à l'aide d'une aiguille un peu courbe et chargée d'un fil de soie fort on traverse la peau de la paupière juste au-dessus de l'implantation des cils, puis faisant cheminer l'aiguille sous la peau, on la fait ressortir à un centimètre et demi ou deux au-dessus du bord ciliaire : toute la portion de peau comprise entre l'orifice d'entrée et de sortie est fortement serrée. On obtient ainsi un renversement plus ou moins prononcé de la paupière en dehors. Ce renversement doit être toujours un peu exagéré. La peau comprise dans l'anse ne tarde pas à se sphacéler, mais à la place de l'escharre, il se fait une traînée verticale de tissu cicatriciel qui maintiendra la paupière déviée en dehors, de sorte que les cils n'irriteront plus le globe. On peut ainsi appliquer 3, 4 ou 5 sutures suivant que le trichiasis est plus ou moins considérable.

Ectropion.

L'ectropion ou renversement de la paupière en dehors est surtout fréquent à la paupière inférieure. Il est complet ou incomplet.

D'après son origine il est dit :

1º *Spasmodique.* Se produit chez les enfants atteints de blepharospasme et dont on écarte les paupières avec certaine force. Les cartilages tarses se luxent et les paupières se placent en ectropion.

2º *Paralytique.* L'orbiculaire, innervé par la septième paire peut être atteint dans la paralysie faciale. La fente palpébrale est alors agrandie (lagophtalmos), l'occlusion de l'œil difficile ou impossible et la paupière inférieure présente un léger ectropion dont la première conséquence est un larmoiement continu.

3º *Inflammatoire.* Consécutif à des inflammations

chroniques de la conjonctive et principalement du bord ciliaire.

La blépharite hypertrophique amène une déviation du point lacrymal inférieur bientôt suivie d'un demi-renversement en dehors de toute la paupière.

4° *Lacrymal*.

5° *Sénile*. La parésie de l'orbiculaire chez le vieillard a pour conséquence une éversion du point lacrymal inférieur avec léger renversement de la paupière. Le larmoiement qui résulte de la déviation des points lacrymaux irrite, enflamme à la longue tout le bord ciliaire, le rend plus épais, plus lourd et le renverse en dehors.

6° *Cicatriciel*. Les brûlures, les blessures, les caries des rebords orbitaires accompagnées de cicatrices adhérentes sont une des causes fréquentes de l'ectropion qui s'accentue au fur à mesure des rétractions cicatricielles.

La première conséquence de la déviation des points lacrymaux, du renversement en dehors de la paupière inférieure est de produire du larmoiement.

Le balayage des corps étrangers déposés soit sur la conjonctive bulbaire, soit sur la cornée est incomplet, d'où l'irritation et l'inflammation possibles de ces deux membranes.

L'ectropion très prononcé met la conjonctive palpébrale en contact direct avec les agents extérieurs qui l'irritent, l'épaississent, la modifie au point de lui enlever ses propriétés de muqueuse.

Le globe, par suite du renversement de l'une ou de l'autre des paupières, se trouve moins défendu.

Traitement. — Ectropion spasmodique (voir *Blépharospasme*).

Paralytique (Traitement des paralysies de la septième paire).

Inflammatoire (Traitement de la *Blépharite*).

Lacrymal (Voir *Affection des voies lacrymales*).

L'ectropion sénile prononcé exige un traitement chirurgical, que nous ne pouvons faire dans un petit Traité d'ophtalmologie courante. Il en est de même de l'ectropion cicatriciel.

Entropion.

L'*entropion* est le renversement de la paupière en dedans.

Il est *spasmodique* ou *cicatriciel* : spasmodique, il est dû à une contraction énergique de l'orbiculaire qui renverse les bords palpébraux en dedans. On le rencontre fréquemment chez les enfants atteints de kératite phlycténulaire accompagnée d'un violent blépharospasme, il disparaît avec lui. On le rencontre souvent aussi à la paupière inférieure chez des vieillards dont la peau palpébrale est flasque.

L'entropion cicatriciel est consécutif soit à des brûlures de la conjonctive, soit à des conjonctivites granuleuses et quelquefois diphtéritiques. Il est déterminé par la rétraction du tissu cicatriciel qui remplace le tissu normal.

Traitement. — Le traitement purement chirurgical ne saurait être exposé ici. Quant au traitement médical, il donne surtout chez les enfants atteints de kératites de bons résultats. Il faut pendant quelques heures de la journée placer le petit malade dans une obscurité relative, instiller de temps en temps une goutte d'un collyre fort à la cocaïne (chlorhydrate de cocaïne 0,20 centigr., eau 10 gr.), et s'il existe soit des croûtes eczémateuses, soit surtout des fissures, des rhagades au niveau de la commissure externe, les faire disparaître à l'aide des moyens indiqués plus bas (Voir kératites phlycténulaires, blépharospasme).

Emphysème des paupières.

Symptômes. — Nous n'insisterons pas sur les symptômes de l'emphysème qui n'ont ici rien de spécial. Indépendamment de l'emphysème consécutif aux fractures des os du nez, c'est en général du côté des voies lacrymales qu'il faut rechercher l'origine de l'affection.

L'emphysème en effet est souvent consécutive au cathétérisme du canal nasal ou à une injection poussée dans cette direction, par suite d'une fausse manœuvre ou de l'indocilité du patient.

L'emphysème survient aussi assez souvent à la suite des efforts d'expiration (en se mouchant) que les malades exécutent immédiatement après le cathétérisme.

Traitement. — Eviter les efforts d'expiration du côté malade et application pendant quelques jours d'un bandeau compressif.

Dans tous les cas il faut s'abstenir de pratiquer des ponctions ou des incisions dans la région tuméfiée.

Ecchymoses des paupières.

Symptômes. — Il existe des ecchymoses par action directe et des ecchymoses symptomatiques.

Les ecchymoses par action directe n'offrent rien de particulier.

Les ecchymoses symptomatiques relèvent de la pathologie interne ou externe, comme liées à des fractures de la base du crâne et s'accompagnent d'ecchymoses sous-conjonctivales ; ou bien elles apparaissent sous la dépendance d'une affection générale comme la maladie de Werlof (purpura).

Traitement. — Les ecchymoses par action directe disparaissent à la longue sans aucun traitement. Mais leur résolution peut être activée à l'aide de lotions à l'extrait de saturne, à l'alcool mélangé d'eau et par une légère compression exercée à l'aide d'un bandeau.

Solution avec :

Sous-acétate de plomb liquide . . .	âà
Alcool de menthe	XX gouttes
Eau distillée.	100 gr.

En compresses dans la journée.

Spasme de l'orbiculaire, Blépharospasme.

Le spasme de l'orbiculaire se divise en spasme clonique et spasme tonique.

Le spasme tonique (les paupières demeurent convulsivement fermées) se trouve lié à un grand nombre d'affections du segment antérieur de l'œil (corps étranger, kératite phlycténulaire, ulcéreuse, iritis, trichiasis, etc., etc.) Les corps étrangers de la cornée et même de la conjonctive, les cicatrices situées sur le trajet d'une des branches du trijumeau, la carie dentaire, sont autant de causes susceptibles de faire naître et d'entretenir le blépharospasme. Chez les hystériques on rencontre parfois un blépharospasme uni ou bi-latéral qu'il ne faudrait pas confondre avec le ptosis.

Le spasme clonique (les paupières s'ouvrent et se ferment avec rapidité) se développe en dehors de toute affection oculaire proprement dite, et peut préoccuper le médecin qui chercherait en vain une lésion expliquant ce symptôme. Le spasme clonique se rencontre assez souvent chez les enfants faibles, anémiés, nerveux, chez ceux qui sont atteints d'un vice de réfraction (hypermétropie, astigmatisme. Chez les personnes âgées cette forme de blépharospasme se montre comme symptôme du tic convulsif du facial.

Traitement. — Le traitement du spasme tonique est lié aux affections dont il est la conséquence. Les enfants atteints de kératite phlycténulaire, ulcéreuse présentent souvent un blépharospasme, dont l'intensité et la durée peuvent constituer une véritable complication de leur affection.

En dehors de la prévention qu'ont les petits malades pour toute tentative faite en vue d'entr'ouvrir leurs paupières, il est certain que l'action de l'air et de la lumière sur la cornée malade amène par réflexe une occlusion énergique des paupières; aussi faudrait-il dès le début de la kératite, et alors que le patient n'affecte que peu d'appréhension, soustraire l'œil malade à l'influence des agents qui l'irritent. — L'usage d'un bandeau noir flottant au devant de l'œil rend de fort bons services en permettant aux enfants de profiter de la vie au grand air; chez eux on aura soin de les placer dans une demi-obscurité. Chez les enfants dociles atteints de blépharospasme intense les instillations d'un collyre à la cocaïne (chlorhydrate de cocaïne 0,15 centig., eau 10 gram.) répétées plusieurs fois dans la journée, font cesser, pendant quelques instants, la contraction violente de l'orbiculaire et son action parfois désastreuse sur le globe de l'œil.

Ces moyens que nous pourrions dénommer de douceur ne donnent pas toujours le résultat cherché. — Il faut alors avoir recours aux méthodes dites de force.

Le premier moyen à employer est l'ouverture forcée des paupières à l'aide d'écarteurs ou du blépharostat. — Après avoir instillé quelques gouttes d'un collyre à la cocaïne, on engage les branches du blépharostat entre les paupières en les laissant s'entrouvrir d'une façon graduelle jusqu'au moment où elles atteignent leur plus grand écartement. L'instrument est maintenu en place pendant 3 ou 4 minutes et la manœuvre renouvelée tous les jours, deux fois par jour, si possible. — Il est rare que le blépharospasme persiste longtemps, si en même temps qu'au traitement bien approprié de l'affection qui l'engendre on a recours aux moyens que nous venons d'indiquer.

Nous nous sommes souvent fort bien trouvé, pour combattre le blépharospasme, du moyen suivant depuis longtemps préconisé. — A l'aide d'un petit pinceau à aquarelle on étend par séries linéaires une très légère couche de teinture d'iode, de façon à peindre les deux paupières depuis leur origine ciliaire jusqu'au voisinage des rebords orbitaires. La légère révulsion ainsi obtenue dont on ne trouve pas trace le lendemain a pour avantage de pouvoir être souvent renouvelée.

Le blépharospasme symptomatique d'un tic facial présente un pronostic plus grave. — Il existe parfois des « points de compression » situés à l'émergence des différentes branches de la cinquième paire. La pression exercée sur ces différents points amène un arrêt momentané des convulsions. Nous ne nous étendrons pas sur cette forme de blépharospasme qui ressort autant de la chirurgie générale que de la spécialité.

Blépharophimosis. — Lagophtalmos.

Blépharophimosis est le nom donné au rétrécissement de l'ouverture palpébrale, que ce rétrécissement soit dû à une affection chronique de la conjonctive et de la paupière (conjonctivite granuleuse, blépharite ulcéreuse) ou qu'il soit consécutif à un symblépharon.

Les inconvénients produits par le blépharophimosis sont corrigés à l'aide d'une opération appelée canthoplastie ou section de la commissure externe.

Le lagophtalmos est une affection caractérisée par l'impossibilité de fermer les paupières. Le plus souvent symptomatique d'une paralysie de la 7me paire, il disparaît ou s'atténue avec les autres symptômes de la paralysie faciale.

Ptosis.

On désigne sous le nom de ptosis la chute de la paupière supérieure.

Le ptosis est le plus souvent symptomatique d'une paralysie de la 3ᵐᵉ paire (voir *Paralysies musculaires*), mais la chute de la paupière peut être congénitale. Dans ce dernier cas, elle est due au développement incomplet du muscle relèveur ou bien à un traumatisme de la 3ᵐᵉ paire survenu pendant l'accouchement.

Il existe une sorte de ptosis incomplet, consécutif aux affections chroniques de la conjonctive et de la cornée. La conjonctivite granuleuse détermine pendant son évolution et laisse souvent persister après guérison, une chute incomplète de la paupière supérieure caractéristique. Beaucoup d'enfants ayant longtemps souffert de kératite phlycténulaire présentent pendant des années une légère chute de la paupière qui fait dire à leur entourage, qui ne juge de la grandeur des yeux que d'après l'ouverture palpébrale, que l'œil est devenu plus petit.

Dans les cas de ptosis complet, il faut rechercher les signes d'une paralysie de la 3ᵐᵉ paire (mydriase, strabisme divergent, etc., etc.). Les cas de ptosis incomplets non congénitaux appellent un examen bien attentif de la cornée sur laquelle on trouve soit des taies bien évidentes, soit de légers néphelions, rendus bien apparents à l'aide de l'éclairage oblique. En l'absence de lésions cornéennes et même avec celles-ci, retourner la paupière de façon à bien examiner la conjonctive et se rendre compte s'il n'existe pas de cicatrices, d'anciennes granulations ou même de granulations en voie d'évolution.

MALADIES DE LA CONJONCTIVE

Conjonctivite simple, catarrhale aiguë. Ophtalmie catarrhale.

Symptômes. — Injection plus ou moins accentuée de la conjonctive palpébrale et oculaire, surtout au niveau des culs-de-sac. Les paupières sont
légèrement œdématiées, agglutinées, surtout le matin
au réveil, par du muco-pus en partie desséché,
déposé à la base ou sur toute la hauteur des cils
réunis en petits paquets.

Les malades se plaignent d'une sensation de
cuisson (leurs yeux sont remplis de sable, de gravier). Le travail, surtout le soir à la lumière, devient
pénible, souvent même impossible. Les personnes
atteintes de conjonctivite catarrhale se frottent constamment les yeux pour chasser les brouillards qui
les recouvrent ou les mouches volantes qui les gênent.
Ces phénomènes ainsi que l'irisation des objets
sont dus aux mucosités que le clignotement étale sur
la surface de la cornée. Dans toute conjonctivite
catarrhale, il faut toujours examiner complètement
la conjonctive bulbaire et palpébrale. Pour explorer
la conjonctive palpébrale inférieure et le cul-de-sac,
il suffit d'attirer fortement en bas la paupière. Pour
l'examen de la conjonctive palpébrale supérieure et
du cul-de-sac, il faut retourner complètement la
paupière supérieure et faire regarder fortement le
malade en bas. Cet examen a une grande importance pour le diagnostic de la conjonctivite simple

et de la conjonctivite granuleuse dont le début s'accompagne fréquemment de catarrhe conjonctival et dont le siège de prédilection est le tarse et le cul-de-sac supérieur.

Traitement. — Toutes les formes de conjonctivites étant de nature microbienne et par conséquent contagieuses, il faut réaliser autant que possible l'antisepsie la plus rigoureuse.

Le traitement consistera en des lavages fréquemment renouvelés, avec une solution soit d'acide borique à 30 ou 40 %₀, soit de sublimé à 0,25 %₀.

Une fois ces lavages pratiqués et les bords ciliaires bien décapés de toutes les croûtes qui agglutinent les cils, on prescrira des instillations avec les collyres astringents.

Au début, l'instillation d'un collyre fort au nitrate d'argent (Collyre au nitrate d'argent 0,15 centig., eau distillée 10 gram.) aura pour effet de diminuer la durée de l'affection. L'emploi de ce collyre ne saurait être prolongé et devra être effectué par le médecin lui-même.

Il sera remplacé par un collyre astringent au sulfate de zinc.

Sulfate de zinc............	0,10 à 15 centig.
Eau distillée............	10 gram.

1 goutte deux ou trois fois par jour.

Lorsqu'on aura quelque raison de croire que les instillations seront mal faites, il est préférable de les remplacer par une solution de sulfate de zinc dont le malade lui-même pourra se servir sans danger.

Solution avec :

Sulfate de zinc	0,75 cent. à 1 gram.
Eau distillée............	300 gram.

en lavages tièdes matin et soir à l'aide d'un linge très propre ou de tampons d'ouate. Recommander aux malades d'entrouvrir les paupières de façon à laisser pénétrer un peu du liquide à la surface de l'œil.

Ce traitement local sera complété par l'application, sur le bord des paupières, d'une légère couche de pommade à l'*oxyde de zinc* ou au *précipité blanc*.

L'usage de la pommade a ici pour but d'empêcher l'accollement des paupières le matin, au réveil.

Comme complément du traitement, on devra prescrire au malade d'éviter le grand jour, la fumée, la poussière, la trop grande chaleur, le froid, toutes les causes enfin qui pourraient congestionner la muqueuse oculaire.

Conjonctivite chronique.

Cette forme succède à la précédente ou s'établit d'emblée. Elle offre certains sièges de prédilection, l'angle externe ou interne (conjonctivite angulaire) ou le bord des paupières.

Dans toute conjonctivite chronique, il est essentiel de s'assurer de l'intégrité des voies lacrymales, d'examiner si les points lacrymaux, les inférieurs principalement, ne sont pas déviés, s'ils plongent comme ils doivent le faire à l'état normal, dans le lac lacrymal.

Les affections de l'estomac entretiennent une forme de conjonctivite chronique qui ne disparaît qu'après la guérison ou l'amélioration de ces affections. La conjonctivite chronique peut être entrete-

nue, comme les blépharites, par un vice de réfraction.

Traitement. — Le traitement doit varier suivant
la cause de la conjontivite.

Chez les personnes exposées aux poussières irritantes, etc., on prescrira le port des verres teintés
et l'usage des lavages antiseptiques.

Lorsque la conjonctivite est la conséquence d'un
mauvais fonctionnement des voies lacrymales, l'incision du conduit lacrymal inférieur, que l'on fera
suivre du cathétérisme du canal nasal, procurera
un double bénéfice : disparition de la conjonctivite
et relèvement de la paupière inférieure qui se trouve
souvent en ectropion.

Quant aux conjonctivites liées à des troubles de
l'estomac et aux amétropies, elles disparaîtront par
le traitement de la cause.

Il n'est pas rare de voir le traitement ne donner
que fort peu de résultat chez certaines personnes.
Dans ce cas, au collyre au sulfate de zinc, que l'on
peut employer dans tous les cas, on peut substituer
une pommade à l'oxyde jaune :

Bioxyde jaune d'hydrargyre. . .   0 gr. 05.
Vaseline . . . .   5 gr.

Gros comme un grain de blé entre les paupières,
matin et soir.

Infarctus des glandes de Melbomius, lithiase conjonctivale.

La lithiase conjonctivale se rencontre le plus souvent concurremment avec de la conjonctivite chroni-

que que la présence d'infarctus rend rebelle aux traitements. — Cette persistance de la conjonctivite tient en effet à la présence des concrétions calcaires situées dans les glandes de Meibomius et leurs conduits.

Ces concrétions siègent surtout à la paupière inférieure. Il suffit, pour les mettre en évidence, d'attirer fortement cette paupière en bas. Cette manœuvre met à découvert des points d'un blanc crayeux, ou d'un blanc jaunâtre, arrondis mais le plus souvent allongés perpendiculairement au bord palpébral, au voisinage duquel ils se trouvent en général. La lithiase peut se rencontrer sur les deux paupières.

Traitement. — Lorsque les concrétions font saillie, il est facile de les enlever avec la pointe d'un bistouri après anesthésie de la muqueuse à l'aide de quelques gouttes d'un collyre à la cocaïne. Ces concrétions sont parfois d'un très petit volume, l'extraction en sera faite à l'aide d'une aiguille à corps étranger.

Les concrétions une fois enlevées, les phénomènes de conjonctivite disparaissent bientôt, si l'on fait usage de légers collyres astringents (sulfate de zinc, etc.)

Conjonctivite ou ophtalmie purulente.

L'ophtalmie purulente est une des affections les plus graves dont l'œil puisse être atteint, si l'on considère les lésions cornéennes dont elle se complique souvent, et qui peuvent entraîner une diminution considérable et même la perte de la vision.

L'ophtalmie purulente peut succéder à une conjonctivite folliculaire ou se greffer sur la conjonctivite granuleuse. Mais sa cause la plus fréquente est l'inoculation. Celle-ci peut se faire de mille manières (attouchements directs : linges, éponges, vêtements, etc.) Chez le nouveau-né, où elle apparaît du deuxième au cinquième jour après la naissance, la conjonctivite purulente est dans la majorité des cas le résultat d'une inoculation directe de la mère à l'enfant au moment du passage de la tête dans le vagin, cas le plus fréquent quand il existe un écoulement ; ou bien l'affection est transmise par les personnes qui, sans avoir pris les précautions antiseptiques voulues donnent des soins au nouveau-né.

Certaines conditions de milieu : encombrement des salles d'asile, d'hôpitaux sont favorables à la diffusion de l'ophtalmie des nouveau-nés, qui revêt le caractère d'une véritable épidémie.

L'inoculation du pus blennorrhagique donne lieu à une ophtalmie purulente d'une gravité exceptionnelle. Une cause fréquente d'ophtalmie purulente dans le midi de la France est due à l'emploi de l'urine comme traitement des affections oculaires.

Symptômes. — Les débuts sont ceux d'une conjonctivite catarrhale simple, mais avec exagération de tous les symptômes. La rougeur est plus accentuée et, de plus, la poussée congestive se faisant rapide et très intense, la conjonctive bulbaire est souvent parsemée d'un piqueté de petites taches hémorragiques, parfois même de larges ecchymoses sous-conjonctivales.

Les paupières, dont les bords étaient seuls infiltrés au début, deviennent rigides avec un gonflement considérable surtout marqué à la paupière supérieure. La sécrétion, d'abord citrine et assez rare, prend une teinte jaune-verdâtre et devient très abondante. Le pus s'écoule le long de la joue ou sur le dos du nez, laissant où il se dessèche des traînées d'un jaune sale. En cherchant à écarter les paupières, il s'échappe une plus ou moins grande quantité de sécrétion purulente emprisonnée dans une sorte de cul-de-sac formé par l'adossement des parties moyennes de leur surface cutanée.

Cette ouverture, douloureuse pour le patient, n'est pas sans danger pour l'opérateur, s'il ne prend certaine précaution. Dans la pratique, on se sert d'écarteurs, de façon à bien permettre l'examen de la cornée et de la conjonctive oculaires. La muqueuse palpébrale se montre d'un rouge brun, saignant au moindre contact. La muqueuse oculaire, œdématiée et baignée de pus, forme, au pourtour de la cornée, un bourrelet épais et rougeâtre, qui ne laisse voir parfois que le centre de cette membrane qui apparaît comme au fond d'un trou (chémosis). Parfois une portion de la muqueuse oculaire fait saillie au dehors et s'interpose entre les bords de l'ouverture palpébrale.

L'ophtalmie purulente se complique souvent de lésions du côté de la cornée, qui ne manquent du reste jamais de se produire, si l'affection évolue sans qu'il lui soit opposé un traitement énergique.

Le plus souvent au début, la cornée montre une infiltration, d'abord localisée, soit à la périphérie, soit au centre. D'un blanc grisâtre, cette infiltration ne tarde pas à prendre une teinte jaunâtre, qui,

2

envahissant peu à peu les parties voisines, finit dans certains cas désastreux par occuper toute la surface de la membrane ne laissant qu'un liseré de tissu sain de quelques millimètres entourant et limitant en dehors la partie infiltrée. La cornée subit dans ces cas une fonte purulente et s'élimine en bloc. L'œil est à jamais perdu au point de vue de la vision, et l'organe lui-même au point de vue esthétique peut présenter deux aspects bien différents qui tiennent à la résistance plus ou moins grande qu'oppose la membrane de Descemet et à la marche de l'infiltration.

Dans les cas où la membrane anhiste cède sous l'influence de la pression intra-oculaire, le contenu de la coque se vide, le cristallin et le corps vitré s'échappent par une large ouverture et le globe réduit à un petit moignon se ratatine tout au fond de l'orbite, où la conjonctive qui le recouvre le masque presque complètement. — Dans l'autre cas, au contraire, l'œil augmenté de volume se présente sous un aspect tout spécial : staphylomateux (Voir *abcès, ulcère de la cornée*).

Les ulcérations de la cornée constituent la complication la plus fréquente. Parfois superficielles et peu étendues, elles peuvent au contraire, tout en restant limitées en surface, gagner en profondeur et détruire toute l'épaisseur de la membrane, créant ainsi une perforation plus ou moins large qui laisse échapper l'humeur aqueuse seule ou dans laquelle l'iris poussé en avant vient s'engager par une portion plus moins étendue de son bord pupillaire (Voir *ulcère de la cornée*).

Un des endroits de prédilection de l'ulcère cornéen est le voisinage du limbe. — Dans certains cas d'ophtalmie purulente, on peut voir une ulcération marginale d'abord localisée au tiers supéro-interne gagner peu à peu le pourtour de la cornée, isolant ainsi les parties centrales de la membrane qui, privées de leur nutrition, se sphacèlent et s'éliminent.

Il nous est impossible dans cet abrégé de retracer toutes les variétés que peuvent présenter les complications cornéennes. Nous prions le lecteur de se reporter aux articles *abcès* et *ulcères de la cornée*.

Traitement prophylactique.— a) Faire disparaître pendant la grossesse tout écoulement catarrhal ou purulent du vagin ; dans le cas où aucune médication n'aurait été instituée, faire un lavage antiseptique du canal vaginal au moment de l'accouchement.

b) Aussitôt après la naissance, laver les yeux de l'enfant avec de l'eau autre que celle de son bain, mais de préférence avec une solution antiseptique (sublimé 0,25 0/00, légèrement chaude). Le lavage fait, entr'ouvrir les paupières, et laisser tomber sur chaque œil une goutte du collyre suivant : Nitrate d'argent, 0,20 cent., eau, 10 grammes.

On peut remplacer les instillations de nitrate par des lavages au sublimé, par l'insufflation de poudre d'iodoforme. Nous donnons la préférence aux instillations de nitrate d'argent, dont l'application est aisée et dont les résultats ont été jusqu'ici supérieurs à ceux obtenus par les médicaments parallèles.

Traitement de la blennorhée. — Toute ophtalmie purulente des nouveau-nés non compliquée de lésions cornéennes doit être guérie sans laisser de traces.

Dès le début, il faut s'appliquer à arrêter la purulence de la conjonctive ; à faire « la chasse au pus » et à préserver l'œil sain si un seul œil se trouve pris.

Préservation de l'œil sain. — Pour préserver l'œil sain, on ne saurait chez l'enfant employer un bandage occlusif ; ce sont les soins de propreté rigoureusement observés autant qu'en ce qui concerne l'œil contaminé, et la fréquence des lavages antiseptiques qui ont pour effet d'éviter les chances d'inoculation. Aucun des instruments (linge, vase, etc., etc.) servant pour l'œil malade ne devra servir pour l'œil sain.

Traitement de l'œil malade. — Après avoir soigneusement nettoyé la région avec une solution au sublimé :

Sublimé.   0,25
Eau.   1,000

entr'ouvrir peu à peu les paupières et arroser la conjonctive à mesure qu'elle se présente, les lavages doivent être faits à l'aide d'un tampon d'ouate imbibé d'une solution antiseptique (sublimé, acide borique, naphtol, formol, etc.). Le tampon bien imbibé est exprimé au-dessus de l'ouverture palpébrale et chaque fois que le courant ainsi établi a quelque peine à entraîner les glaires purulentes, par une légère friction exercée à l'aide du tampon, on les détachera. Tout tampon d'ouate ayant touché la muqueuse sera immédiatement jeté ou mieux brûlé.

La conjonctive étant ainsi bien nettoyée et aussi loin que possible, il s'agit de se rendre compte de l'état de la cornée, de bien examiner si cette membrane ne présente aucune lésion (simple infiltration, abcès, perforation, etc.). Cette constatation faite, il faut retourner les paupières de façon à mettre à découvert le plus de muqueuse possible. Chez l'enfant, par suite de la contraction de l'orbiculaire, en entr'ouvrant avec force la fente palpébrale, on arrive aisément à luxer les cartilages.

Deux cas peuvent se présenter : *a)* la purulence est à son début, l'œdème des paupières peu marqué ; *b)* ou bien, au contraire, la blennorrhagie oculaire est dans toute son intensité, l'œdème des paupières considérable.

Dans le premier cas, il suffit le plus souvent d'instiller sur la muqueuse malade deux ou trois gouttes d'un collyre au nitrate d'argent :

Nitrate d'argent	0 gr. 10
Eau distillée	15 gr.

Ces instillations répétées matin et soir, devront, en même temps que les lavages antiseptiques (voir plus loin), être continuées jusqu'à complète disparition de la purulence.

Dans le deuxième cas, il faut remplacer les solutions légères par l'application directe du crayon de nitrate d'argent sur les muqueuses conjonctivales où, mieux encore, par le badigeonnage de la conjonctive au moyen d'une solution forte de sel lunaire.

Le badigeonnage est d'une application plus aisée ; il peut être porté dans tous les replis de la muqueuse sans aucun danger.

La solution ordinairement employée est une solution à 2 0/0.

Nitrate d'argent	0 gr. 20
Eau distillée	10 gr.

L'opérateur doit avoir à sa portée un flacon à large goulot contenant la solution de nitrate et un verre contenant de l'eau salée (4 ou 5 grammes de sel pour un demi-verre d'eau). Un petit pinceau trempé dans la solution, un pinceau au contraire beaucoup plus fourni est placé dans le verre d'eau salée. La conjonctive ayant été bien nettoyée de la façon indiquée plus haut, on badigeonne la conjonctive de chaque paupière séparément. On commencera de préférence par la paupière supérieure, l'inférieure devant demeurer en place de façon à protéger la cornée contre les atteintes du collyre. La paupière supérieure, pour le même motif, sera également remise en place avant la cautérisation de la paupière inférieure.

La paupière à cautériser étant bien fixée avec les doigts de la main gauche, on badigeonne à plusieurs reprises (le pinceau ayant été plusieurs fois retrempé) toute la portion de la muqueuse qui se présente. *Immédiatement après*, saisissant le gros pinceau bien chargé d'eau salée, on le promène un peu vigoureusement sur toute la muqueuse cautérisée. Le pinceau devra être retrempé à plusieurs reprises dans l'eau salée. Pendant la cautérisation, mais surtout pendant la neutralisation, il se produit le plus souvent une hémorrhagie en nappe, dont l'opérateur n'a pas à s'occuper.

Les cautérisations de la conjonctive toujours suivies de la neutralisation du sel d'argent seront renouvelées toutes les douze ou vingt-quatre heures, selon les cas. Chez le nouveau-né, une cautérisation toutes les vingt-quatre heures est, dans la majorité des cas, absolument suffisante.

Dans l'intervalle des cautérisations, *point très important du traitement*, il est essentiel de pratiquer des lavages fréquents, en respectant autant que possible le sommeil de l'enfant. Ces lavages doivent être faits avec des solutions antiseptiques, de préférence avec une solution au sublimé.

Sublimé................ 0,10 centigr.
Eau distillé......... 1,000 grammes.

Parfois le sublimé est mal supporté et détermine de l'érythème, il peut être avantageusement remplacé par le naptol β en solution ou le permanganate de potasse à 1 °/₀₀.

Permanganate de potasse..... 1 gramme.
Eau.................... 1,000 —

C'est souvent faute d'avoir consciencieusement pratiqué ces lavages que les gens qui soignent l'enfant peuvent être rendus responsables de certains accidents. On recommande dans certains traités de pratiquer ces lavages à l'aide d'une seringue : c'est un moyen qu'il faut rejeter comme pouvant être dangereux pour l'opérateur et pour l'opéré. Le tampon d'ouate est encore ce qui nous semble préférable.

Voici comment nous recommandons aux gens qui soignent l'enfant de pratiquer ces lavages :

Après avoir soigneusement nettoyé les bords des paupières, les avoir débarrassés de toutes les croûtes adhérentes, entr'ouvrir aussi largement que possible la fente palpébrale et arroser, à l'aide de la solution choisie, légèrement tiède, toute la portion de muqueuse qui se présente. Ensuite, par des mouvements alternatifs d'ouverture et de fermeture des paupières, faire sourdre à la fente palpébrale les sécrétions étendues sur la surface du globe ou renfermées dans les culs-de-sac et, immédiatement, les essuyer à l'aide du tampon.

Un point important du traitement est de savoir à quel moment l'on doit cesser de pratiquer les cautérisations. Les cautérisations pratiquées au delà du moment où elles sont nécessaires, provoquent une conjonctivite rebelle et retardent souvent la guérison de un ou deux septenaires, sans préjudice des troubles qu'elles peuvent occasionner du côté de la cornée. Voici quelques indications qui peuvent guider le médecin sur le moment où il doit cesser de pratiquer les cautérisations : diminution sensible du volume des paupières, qui présentent une surface ridée, plissée (la peau distendue n'a pas repris sa tonicité parallèlement à la diminution de l'exsudat) changement d'aspect de la sécrétion qui, de franchement purulente, devient muqueuse ou plus souvent « citrine », etc. A ce moment, les cautérisations seront remplacées par les instillations de collyres astringents dont on diminuera graduellement la force.

Ophtalmies des nouveau-nés compliquées de lésions du côté de la cornée. — Doit-on cesser de pratiquer les cautérisations ou, dans le cas où elles n'auraient jamais été faites, doit-on s'abstenir de les faire lorsque l'on se trouve en présence de lésions cornéennes ?

Les cautérisations doivent être pratiquées aussi longtemps que le nécessite l'état de la conjonctive et quel que puisse être l'état de la cornée. Il faut dans ces cas particuliers redoubler de précautions pour empêcher que le sel d'argent ne vienne se répandre sur les lésions de la cornée, et avoir soin de pousser aussi loin que possible la neutralisation du sel à l'aide de l'eau salée. Loin de nuire à l'affection cornéenne, les cautérisations, dans un grand nombre de cas, en enrayent la marche, en empêchant l'apport, le renouvellement de l'agent infectieux et en atténuants la virulence.

Les lésions du côté de la cornée consistent parfois en de simples exfoliations épithéliales, en de petites érosions qui guérissent d'autant plus vite que le traitement de la conjonctivite purulente elle-même a été dès le début bien institué.

Dans certains cas, les lésions cornéennes revêtent un certain degré de gravité; les abcès sont étendus, les ulcérations qui leur succèdent sont plus ou moins profondes. Chez le nouveau-né le traitement local est celui qui offre le plus de chances de succès. Tout en continuant d'agir sur la conjonctive, on recouvre, on comble les ulcérations de poudre d'iodoforme. Si les lésions menacent de s'étendre tant en surface qu'en profondeur, on se trouvera bien de toucher très légèrement les bords de l'ulcère à l'aide d'une fine pointe de galvano-cautère ou bien à l'aide d'une aiguille à tricoter embrochée dans un bouchon qui sert de manche et permet de chauffer et de se servir de l'instrument sans aucun danger.

Il est impossible, dans ce petit aperçu clinique, d'envisager tous les cas qui peuvent se présenter et que la clinique, la vue de malades peuvent seuls enseigner. Nous dirons cependant, pour terminer, qu'il ne faut pas se hâter de porter un pronostic fâcheux en face des lésions cornéennes. Un grand nombre d'ulcères de la cornée, même avec hernies de l'iris, guérissent d'une façon relativement satisfaisante. Bien des yeux que l'on supposait à jamais perdus ont recouvré plus tard, après une intervention entendue, un degré de vision suffisant pour les besoins généraux de l'individu.

Ophtalmie blennorhagique. — Cette variété d'ophtalmie purulente revêt un caractère de gravité exceptionnelle, eu égard à l'extrême rapidité de son évolution et aux complications souvent et rapidement désastreuses du côté de la cornée. C'est ici surtout que le traitement ne saurait être trop actif ni trop énergique.

Préservation de l'œil sain. — Il existe une foule d'appareils destinés à préserver l'œil sain, lorsqu'un seul œil est atteint. Aucun deux n'offre de garantie absolue, c'est en somme, comme dans l'ophtalmie des nouveau-nés, les soins de propreté rigoureusement observés qui constituent le meilleur préservatif. Il est cependant indispensable de recommander au malade de se coucher toujours du côté de l'œil malade, de façon à éviter que les sécrétions montant sur la racine du nez ne viennent directement infecter l'œil sain.

Traitement de l'œil malade. — Dès le début, il est indispensable de pratiquer les cautérisations au nitrate d'argent au 2 0/0 ou au 1/30 (Voir *opthalmie des nouveau-nés*). L'œdème des paupières est parfois considérable et le retournement difficile, impossible même. Lorsque toutes les tentatives faites pour luxer les cartilages ont échoué, mais alors seulement, il ne faut pas hésiter à pratiquer l'incision de l'angle externe qui facilite cette luxation.

Les cautérisations seront pratiquées toutes les douze heures ou toutes les vingt-quatre heures, et, comme pour l'ophtalmie des nouveau-nés, il faut pousser aussi loin que possible la neutralisation du sel d'argent.

Les lavages antiseptiques qui constituent le traitement à employer dans l'intervalle des cautérisations seront renouvelés toutes les demi-heures ou toutes les heures selon les cas.

Dans l'ophtalmie purulente des adultes, dans l'ophtalmie blennorrhagique surtout, l'infiltration de la conjonctive oculaire, le chémosis est parfois fort intense et c'est à peine si l'on aperçoit le centre de la cornée. En pareille occurence, il est bon de pratiquer des scarifications sur la conjonctive. Ces scarifications, faites à l'aide d'un instrument spécial ou même à l'aide d'un bistouri convexe, seront toujours exécutées parallèlement aux bords palpébraux et devront être pratiquées dans l'intervalle des cautérisations, ou mieux, immédiatement après elles (le sel d'argent ayant été neutralisé bien entendu).

Dans tous les cas, les scarifications ne devront jamais être faites immédiatement avant les cautérisations de crainte de produire des cicatrices défectueuses dans le cas où le collyre viendrait à pénétrer profondément.

Les complications du côté de la cornée surviennent fréquemment; elles demandent, selon les cas, un traitement spécial, qui est celui des différentes variétés de kératites. Mais comme dans l'ophtalmie des nouveau-nés, les « cautérisations, quelles que soient les lésions cornéennes, devront être pratiquées autant que le nécessitera l'état de la conjonctive ».

Pendant la période de convalescence, alors que les cautérisations au nitrate ont été remplacées par les collyres astringents à faible dose, il persiste une sorte de catarrhe indifférent aux différentes instillations, mais qui guérit souvent fort bien après quelques légères cautérisations au sulfate de cuivre.

On trouve aussi pendant la période de convalescence un état granuleux de la conjonctive dû à l'hypertrophie papillaire et qui est également justiciable des cautérisations au sulfate de cuivre.

Conjonctivite phlycténulaire, scrofuleuse.

Cette variété est caractérisée par le développement sur la muqueuse, le plus habituellement au niveau du limbe, de petites vésicules d'une coloration blanchâtre (phlyctènes), ou blanc jaunâtre (pustules) ayant une grande tendance à se propager du côté de la cornée.

La phlyctène est constituée par l'épithélium soulevé par un amas exsudatif qui ne tarde pas à s'exfolier, laissant alors une ulcération plus ou moins profonde qui disparaît après la cicatrisation.

La symptomatologie est différente, suivant que la phlyctène est loin ou près du limbe de la cornée. Dans les deux cas elle est accompagnée d'un pinceau vasculaire en forme de triangle dont le sommet est constitué par la vésicule même. Lorsque les vésicules sont nombreuses et entourent pour ainsi dire le limbe, l'injection paraît uniforme tout autour de la portion qu'elle occupe. Développées loin du limbe, les phlyctènes ne donnent pas lieu à des phénomènes réactionnels : photophobie, larmoiement, etc., etc., contrairement à ce qui arrive pour celles qui sont à cheval sur la cornée et la conjonctive. (Voir *kératite*). L'apparition de phlyctènes s'accompagne presque toujours, surtout chez les enfants, d'un léger catarrhe qui, à un examen superficiel, pourrait en imposer et faire ignorer l'affection essentielle.

La conjonctivite, comme la kératite phlycténulaire, se développe de préférence chez les sujets jeunes. Elle se montre de plus en plus rare à mesure que l'on avance en âge. Chez les sujets lymphatiques, scrofuleux, etc., elle récidive avec une constance désespérante. Dans quelques cas particuliers, la phlyctène ou la pustule naît sous l'influence d'une irritation continue de la conjonctive provoquée par le frottement d'un ou de plusieurs cils implantés anormalement.

Traitement. — Le traitement est différent, suivant que les phlyctènes occupent ou non le limbe.

Les phlyctènes développées assez loin de la cornée doivent être traitées par l'emploi des irritants :

1° POMMADE A L'OXYDE JAUNE.

Pommade d'oxyde jaune d'hydrargyre. . . 0,10 0,15
Vaseline. . . . . 5 gr.

Gros comme un grain de blé matin et soir entre les paupières.

2° Calomel à la vapeur . . . . { àà
Sucre porphyrisé. . . . . { 2 gr.

en projection sur le globe, à l'aide d'un petit pinceau.

Toute médication iodurée devra être suspendue pendant ce dernier traitement.

On emploie aussi avec succès des compresses chaudes antiseptiques ou aromatiques combinées avec les irritants.

Afin de modifier l'état catarrhal qui accompagne les phlyctènes, on se trouvera très bien d'un léger collyre astringent au sulfate de zinc ou à la cocaïne,

Sulfate de zinc. . . . .   0,05 centigr.
Eau distillée . . . .   10 grammes.

Une goutte le soir.

Chlorhydrate de cocaïne. . .   0,10 centigr.
Eau distillée. . . . .   10 grammes.

Une goutte trois ou quatre fois.

Ces collyres seront concurremment employés avec la pommade à l'oxyde jaune ou les projections avec la poudre de calomel.

La conjonctivite phlycténulaire s'accompagne souvent d'impetigo des lèvres, du nez et d'autres lésions strumeuses qu'il est essentiel de traiter concurremment avec l'affection oculaire, par suite de l'excitation qu'elles peuvent provoquer sur les branches de la 5e paire.

Le traitement des phlyctènes périkératiques étant le même que celui des kératites phlycténulaires proprement dites, nous en parlerons aux articles qui ont trait aux lésions de la cornée.

A côté du traitement local, il est absolument nécessaire d'insister sur le traitement général. On

recommandera l'usage des ferrugineux, des arsenicaux, de l'huile de foie de morue, l'emploi des
bains salés.

Le traitement général devra être continué longtemps après la disparition des phénomènes oculaires, et le traitement local sera maintenu une huitaine encore après la guérison.

Conjonctivite folliculaire.

Cette variété de conjonctivite est caractérisée par
la présence de petites élevures arrondies, transparentes, d'un gris rougeâtre, disposées en séries linéaires parallèlement au bord palpébral. Ces élevures se rencontrent sur la conjonctive palpébrale
inférieure et, principalement, dans le cul-de-sac et
au voisinage des angles.

La conjonctivite folliculaire est le plus souvent
accompagnée d'un état catarrhal de la conjontive.
Les paupières sont légèrement accolées le matin
au réveil.

Etiologie. — Les mauvaises conditions d'habita-
tion, le manque d'air, le séjour dans une atmos-
phère contenant des vapeurs irritantes, les fatigues
oculaires résultant des différents vices de réfraction
sont les causes les plus fréquentes de cette variété
de conjonctivite.

Il existe une forme spéciale de conjonctivite folliculaire, due à l'emploi prolongé de certains collyres à l'atropine, à l'éscrine, etc.

Dans la plupart des affections de la cornée et de
l'iris dont la durée est longue, la conjonctive, sur-

tout dans le cul-de-sac inférieur, est parsemée de follicules.

La conjonctivite folliculaire ne doit pas être confondue avec la conjonctivite granuleuse. L'aspect des deux affections est bien différent (voir *conjonctivite granuleuse*). Les follicules ont pour siège de prédilection la paupière inférieure (culs-de-sac et angles) contrairement à la granulation, dont le siège de début est presque toujours la paupière supérieure. Lorsque la granulation a envahi la paupière inférieure, les complications du côté de la cornée datent ou évoluent depuis longtemps, alors que l'on peut rencontrer des follicules sur les deux paupières sans la moindre complication cornéenne.

Traitement. — 1° Soustraire le malade à l'influence des milieux qui sont la cause de son affection.

2° Les conjonctivites consécutives aux vices de réfraction se dissiperont après la correction des amétropies.

3° Quelle que soit l'étiologie de l'affection, les astringents et les antiseptiques seront employés avec avantage. Parmi les astringents on emploiera le sulfate de zinc, le sous-acétate de plomb ou le tannin.

Collyres :

1° Sulfate de zinc. . . . .   0,10 à 0,15 centig.
Eau distillée. . . . .   10 grammes.

2° Acétate de plomb . . . . .   0,50 centigr.
Eau distillée. . . . .   10 grammes.

3° Tannin pulv. . . . .   0,10 à 0,25 centig.
Eau distillée . . . .   10 grammes.

1 goutte 3 fois par jour.

Parmi les lotions antiseptiques, on donnera la préférence à l'acide borique à 30 à 40 %₀₀.

4° Quand la conjonctivite s'est développée sous l'influence de l'usage prolongé des collyres à l'atropine ou à l'éserine, on devra en suspendre l'emploi.

Au collyre d'atropine on substituera la pommade :

Extr. de jusquiame	âa
Extr. de belladone	4 gr.
Cérat.	40 gr.

en friction sur le front et la tempe matin et soir.

L'éserine sera remplacée par les sels de pilocarpine, bien moins irritants.

Collyre :

| Nitrate ou chlorhydrate de pilocarpine. | 0,10 à 0,20 cent. |
| Eau distillée | 10 grammes. |

1 goutte matin et soir.

Conjonctivite granuleuse, trachome.

La conjonctivite granuleuse est une affection essentiellement chronique caractérisée par la présence, au niveau de la conjonctive des tarses surtout, de néoplasies offrant en général l'aspect d'élevures à large base, à sommet arrondi et de couleur opaline. La granulation est constituée par du tissu embryonnaire qui se développe plus ou moins rapidement et se transforme finalement en un tissu conjonctif adulte, et c'est ce qui constitue la dégénérescence cicatricielle qui est la terminaison obligée du néoplasme.

3

Les granulations demandent, pour se développer, un terrain préparé et placé dans des conditions telluriques spéciales. La classe pauvre, du moins dans notre région, est presque exclusivement frappée. Chez elle, aux mauvaises conditions d'hygiène vient s'ajouter l'influence des diathèses (scrofulose, lymphatisme).

La granulation se développe dans certaines régions. Des régions d'une altitude élevée sont peu propres à leur développement, il n'en est pas de même des pays plats. Certaines races seraient réfractaires. La contagion joue le principal rôle dans l'éclosion et l'extension de l'affection. Le germe contagieux, malgré de nombreuses recherches, n'a pu encore être découvert.

Symptômes. — La conjonctivite granuleuse ne saurait revêtir une forme aiguë ou chronique. La granulation est une, les phénomènes qui s'associent à son évolution peuvent être multiples et constituer des variétés cliniques. Les granulations peuvent parfois rester méconnues et arriver à la période de dégénérescence cicatricielle, ces faits constituant l'exception. Dans le plus grand nombre des cas, un léger catarrhe, surtout marqué au réveil, une sensation de corps étranger et une *légère chute de la paupière supérieure* ouvrent la scène.

Le plus souvent, *le tiers supérieur de la cornée est le siège d'un dépoli* qui peut échapper à l'attention. A ce dépoli succède bientôt un « *pannus* » dont l'emplacement et la configuration doivent faire songer à l'existence d'une conjonctivite granuleuse.

Ce pannus se trouve limité à sa partie inférieure par une ligne correspondant à peu près au bord libre de la paupière supérieure dans l'état d'ouverture ordinaire de la fente palpébrale.

Les granuleux ont le plus souvent les « *yeux demiclos* » et ce n'est souvent qu'en relevant leurs paupières qu'on aperçoit nettement les lésions cornéennes.

La paupière supérieure étant renversée, on constate, au niveau du tarse, des élevures arrondies, de couleur opaline, disséminées ou occupant toute la surface de la muqueuse. Ces élevures ont été assez justement comparées à des graines de semoule.

Il peut arriver que certaines granulations soient parvenues à la phase de dégénérescence cicatricielle. La muqueuse est alors sillonnée par une ou plusieurs lignes de cicatrices qui sont caractéristiques de l'affection. Ces cicatrices se rencontrent le plus souvent près du bord supérieur du cartilage tarse. Les portions cicatrisées offrent un aspect spécial; la muqueuse, exsangue ou très légèrement rosée, tranche, par sa coloration, avec les parties voisines vasculaires ou parsemées de granulations. Dans certains cas la conjonctive, très épaissie, montre une surface d'un jaune sale, lardacée; les granulations, peu apparentes à la surface de la muqueuse, ont envahi son épaisseur.

Il existe enfin des cas plus rares du moins dans notre contrée, où la conjonctivite granuleuse revêt le type de l'ophtalmie purulente, gonflement des paupières avec suppuration abondante. Nous ne saurions appliquer à ces cas l'épithète de conjonctivite granuleuse aiguë, et en faire une classe à part. Décrire une conjonctivite granuleuse aiguë, c'est supposer une forme chronique évoluant de façon toute différente. Or, il n'en est rien, la poussée inflammatoire, la purulence abondante constituent un incident pouvant se greffer sur des granulations récentes ou sur du trachôme de très vieille date. Tel granuleux soigné depuis longtemps, sans jamais avoir présenté de phénomènes aigus, arrive un jour porteur d'une véritable ophtalmie purulente. L'incident disparu, l'affection reprend à peu de chose près, si l'on excepte les phénomènes du côté de la cornée, sa marche habituelle. Il nous semble qu'il serait plus logique, si du moins nous nous en rapportons à ce qui se passe dans notre région, de dire que la conjonctivite granuleuse peut pendant son évolution présenter des poussées aiguës que de décrire une conjonctivite aiguë et une conjonctivite chronique.

La granulation envahit à la longue la paupière inférieure, « jamais elle ne débute sur elle ».

Quelle que soit la variété clinique des granulations, il existe le plus souvent des troubles des lésions du côté de la cornée. — Au début, la présence d'un pannus constitue, comme nous l'avons vu, un précieux indice pour la recherche de l'affection. D'abord léger, le pannus va s'épaississant, envahissant les deux tiers et même la totalité de la membrane transparente, qui se trouve alors recouverte d'une épaisse couche de vaisseaux, se continuant, parfois, sans ligne de démarcation bien apparente, avec les vaisseaux de la conjonctive et de la sclérotique. — Le pannus ne constitue pas la seule lésion cornéenne : des phlyctènes, des abcès, suivis d'ulcérations plus ou moins étendues, aboutissant à des perforations avec toutes leurs conséquences (voir

Ulcères de la cornée) sont des complications jour-
nalières de la conjonctivite granuleuse.

Les complications cornéennes de la conjonctivite
granuleuse constituent donc la règle. Elles peuvent
être considérées en général comme la conséquence
du frottement continuel de la conjonctive parsemée
de granulations sur la surface de la membrane
transparente.

Les troubles sont dus dans certains cas à l'extension de la granulation elle-même à la cornée.

Les lésions cornéennes entraînent souvent à leur
tour les complications du côté du tractus uvéal (iritis, irido-choroïdite, etc., etc.).

Les granulations de la conjonctive palpébrale envahissent avec le temps le tissu sous-conjonctival et
le cartilage tarse. Celui-ci se ratatine, se recourbe
et détermine l'incurvation du bord libre de la paupière en dedans (*entropion*). Les irritations produites
par le frottement des cils sur la cornée sont aussi
néfastes que les granulations elles-mêmes, souvent
même l'entropion et le trichiasis constituent le seul
danger, la muqueuse étant devenue toute cicatricielle. Etendue à toute la muqueuse, la dégénérescence cicatricielle produit des tiraillements, efface
les culs-de-sac et détermine par la disparition des
éléments glanduleux une sécheresse de la conjonctive (xérosis) ou des adhérences de cette membrane
symblépharon. Une complication fréquente de la
conjonctivite granuleuse est le rétrécissement de
l'ouverture palpébrale, amené par l'inflammation
chronique de la conjonctive et des paupières ou par
un des phénomènes énoncés plus haut (symblépharon, effacement des culs-de-sac, etc). La première

conséquence de ce rétrécissement est de produire
sur le globe et principalement sur la cornée un
frottement plus énergique des granulations (voir
Blépharo-phimosis).

Enfin les granulations envahissent parfois les
conduits lacrymaux et le sac déterminant une en-
trave à l'écoulement des larmes (larmoiement,
dacryocystite).

Diagnostic. — Le diagnostic précoce de la conjonctivite granuleuse est d'une importance extrême.
L'attention du médecin devra être éveillée toutes
les fois qu'il se trouvera en présence d'une conjonctivite déjà ancienne, s'accompagnant d'un pannus
limité à la partie supérieure de la cornée. Il devra
s'empresser de renverser immédiatement la paupière supérieure pour s'assurer de l'existence des
granulations.

On ne confondra pas la conjonctivite granuleuse
avec la *conjonctivite folliculaire*. Cette dernière a
pour lieu de prédilection *la paupière inférieure* et
surtout le cul-de-sac; la conjonctivite granuleuse, au
contraire, a pour lieu d'élection la paupière supérieure et se rencontre aussi fréquente dans le cul-de-
sac que sur la conjonctive tarsale. En outre, la conjonctivite folliculaire ne donne pas lieu au pannus
si caractéritisque du trachôme.

La conjonctivite granuleuse devra aussi être diffé-
renciée d'avec la conjonctivite avec *hypertrophie
papillaire* qui succède aux inflammations chroniques
de la conjonctive qui compliquent certaines kératites ou qui succède aux ophtalmies purulentes.
La conjonctivite papillaire occupe les deux paupières et leur aspect est bien différent de la granula-

tion. Elles déterminent du reste rarement des accidents cornéens. (Voir *conjonctivite folliculaire* et
hypertrophie papillaire).

Traitement : Règle générale. — Le traitement doit
tendre à favoriser la transformation cicatricielle des
granulations et dans certains cas à les détruire,
*tout en limitant autant qu'il est possible l'action
des agents employés aux seules parties de la muqueuse atteintes par le néoplasme.*

1° Parmi les agents destinés à transformer la
granulation en tissu cicatriciel, il faut citer en première ligne le « *sulfate de cuivre* » employé soit à
l'état solide sous forme d'un cristal poli, taillé en
bec de flûte, soit à l'état liquide en *collyres* ou
en *badigeonnages*.

Les attouchements de la muqueuse à l'aide du
cristal seront journaliers ou plus ou moins espacés,
suivant les cas. Il faut se guider, pour ces attouchements, sur la réaction plus ou moins vive qui en
résulte. Un point essentiel est de porter le cristal
aussi haut que possible dans le cul-de-sac supérieur.

Pour ce faire, on renverse la paupière supérieure
de façon à mettre bien à découvert la muqueuse de
tarse et à permettre l'introduction du cristal dans
le cul-de-sac supérieur.

Après chaque cautérisation et de façon à les rendre plus supportables, instiller quelques gouttes
d'un collyre à la cocaïne.

Au cristal de sulfate de cuivre, on peut substituer
un collyre fait avec le même sel.

Collyre :

Sulfate de cuivre. . . . . 0,05 cent.
Eau distillée. . . . . 10 gr.

Une goutte matin et soir.

Ces instillations sont loin de présenter les mêmes avantages que les cautérisations. Par contre le badigeonnage de glycérine avec le sulfate de cuivre donne de fort bons résultats.

Sulfate de cuivre . . . 1 gram.
Glycérine pure . . . . 10 »

Étendre à la surface de la muqueuse avec un pinceau, la paupière étant renversée.

Les sels de plomb sont également employés. Collyre :

Sous-acétate de plomb. . 1 à 3 gram.
Eau distillée . . . . 10 ».

Très en usage autrefois, ces sels ne donnent pas les résultats que procurent les sels de cuivre, sauf peut-être dans les cas où il existe un peu de purulence. Ils offrent de plus certains inconvénients. Ils doivent être proscrits du traitement alors qu'il existe des ulcérations de la cornée, pour éviter les dépôts qui pourraient se faire sur cette membrane.

Les conjonctivites granuleuses présentent parfois des périodes de purulence. Dans ces cas, l'emploi d'un collyre au nitrate d'argent donne de bons résultats.

Nitrate d'argent . . . . 0,10 centig.
Eau distilllée. . . . . . 10 gram.

1 goutte matin et soir.

On ne devra pas en prolonger l'usage au delà de la période purulente et surveiller avec soin la cornée. Il est même préférable de traiter les périodes de purulence, de même façon que l'ophtalmie dite purulente, c'est-à-dire à l'aide des cautérisations ou des badigeonnages avec une solution forte de nitrate d'argent (Voir *Ophtalm. purulente*). Cette façon de faire aurait le grand avantage de ménager la cornée, toujours atteinte en pareil cas.

Depuis ces dernières années on a voulu traiter la conjonctivite granuleuse comme une affection microbienne et on a institué des *traitements dits antiseptiques*.

Dans ce but on a surtout employé le mercure en nature ou les sels de mercure et en particulier le *sublimé* à 1/500.

Nous pensons que, en dehors du pouvoir antiseptique réel de ces sels de mercure, c'est cependant pas une action analogue à celle du sulfate de cuivre qu'ils agissent favorablement contre les granulations.

Grâce aux phénomènes irritatifs qu'ils provoquent, ils hâtent la transformation du tissu embryonnaire de la granulation en tissu conjonctif adulte.

Les traitements chirurgicaux sont loin d'être nouveaux, ils remontent à la plus haute antiquité.

Nous allons passer en revue les principaux :

Excision des granulations. — Il est certain que lorsque les granulations présentent une procidence très marquée, leur excision ne saurait donner que du bénéfice à la condition de ménager la muqueuse dans les parties saines.

Cette excision est pratiquée à l'aide de ciseaux courbes dont la portion convexe appuie sur la muqueuse. Cette opération s'accompagne d'une hémorrhagie en nappe assez abondante qui disparaît après une légère compression, mais qui masque un peu la muqueuse et rend difficile une excision très limitée aux seules parties que l'on voudrait atteindre.

Excision de culs-de-sac. — L'excision du cul-de-sac, principalement du supérieur, offre l'avantage de détruire d'un seul coup les parties de la conjonctive qui sont les plus difficiles à atteindre, à l'aide du sulfate de cuivre. Mais cette excision ne saurait constituer un traitement complet ; car si les granulations sont fréquentes dans le cul-de-sac supérieur, elles le sont tout autant sur la conjonctive tarsale.

Râclage, curettage et brossage. — Dans ces derniers temps, on a recommandé un traitement qui consiste à pratiquer le râclage des granulations, et le brossage de cette surface cruentée avec une solution de sublimé à 2/1000. Ainsi que nous l'avons dit plus haut, l'action du sublimé ne nous semble pas être due uniquement à son pouvoir antiseptique. Cette opération s'accompagne d'un œdème très prononcé des paupières qui peut persister pendant quelques jours.

Quant aux scarifications de la conjonctive, elles atteignent constamment les portions saines, et, par conséquent, ne peuvent qu'augmenter la quantité de tissu cicatriciel. De plus, si les scarifications sont trop rapprochées, pendant le brossage, on doit détacher des lambeaux de conjonctive qui laisseront à leur place un tissu cicatriciel extrêmement abondant, dont la rétraction déterminera presqu'à coup sûr de l'*entropion et du trichiasis.* Enfin, à la suite de l'ablation des couches superficielles de la conjonctive, il se produit très souvent chez les opérés des symblépharons, plus ou moins prononcés, qui apparaissent bien rarement au cours du traitement médical.

En somme, le traitement des granulations est des plus complexes. Nous ne pouvons reproduire ici tous les moyens employés à ce jour. Quoi qu'il soit, ce traitement est toujours de grande durée, et tous les procédés qui ont été préconisés peuvent avoir à leur actif des succès, mais *aucun d'eux ne saurait être substitué à tous les autres*, car il n'y a pas une *ophtalmie granuleuse*, mais *des granuleux*.

Nous reconnaissons cependant au traitement médical les plus grands avantages. Ce n'est que dans des cas exceptionnels et bien déterminés, qu'on aura recours à l'excision des granulations et au brossage, qui sont les seuls procédés chirurgicaux que nous recommandons.

Traitement des complications cornéennes. — C'est en somme celui des affections ordinaires de cette membrane (voir *Kératite ulcéreuse, pannus*). Mais il est un point qu'il est essentiel de bien faire ressortir. Ces complications du côté de la cornée étant le plus souvent la conséquence du frottement des granulations sur cette membrane, la résorption de celle-ci amène la disparition des accidents cornéens. Il est fréquent de voir après un certain nombre de cautérisations le pannus s'atténuer d'une façon très apparente, les ulcérations cesser de s'étendre et présenter des phénomènes de cicatrisation.

En somme un des meilleurs traitements des accidents cornéens est de s'attaquer à la cause qui les engendre, à la granulation même.

Il arrive cependant parfois que le pannus est tellement intense qu'il ne disparaît qu'avec beaucoup de lenteur; la péritomie donne dans ces cas d'assez bons résultats (voir *Pannus*).

Complications du côté des paupières. — La rétraction du tissu cicatriciel qui succède à la granulation détermine le renversement de la paupière en dedans (entropion) de sorte que les cils viennent frotter sur la cornée et ne font qu'augmenter les lésions qui existaient sur cette membrane. Il sera donc de toute nécessité de remédier à ces complications (voir *Entropion, trichiasis*).

Traitement général. — Nous avons vu que l'ophtalmie granuleuse est presque exclusivement l'apanage de la classe pauvre et qu'elle se développe chez des personnes plus ou moins strumeuses. Il est donc important, si la chose est possible, de mettre les malades dans de meilleures conditions hygiéniques, de leur prescrire des toniques et des ferrugineux et de les astreindre à de grands soins de propreté.

Bien que la contagion dans nos contrées ne semble pas jouer un rôle bien important, il serait prudent d'isoler autant que possible le malade atteint de granulation, surtout s'il présentait une poussée aiguë avec suppuration.

Conjonctivites pseudo-membraneuses.

Ces conjonctivites ont pour caractère particulier des exsudats pseudo-membraneux plus ou moins épais, plus ou moins adhérents aux couches sous-jacentes et dont l'origine peut être extrêmement variable.

Dans certains cas de conjonctivite catarrhale, on peut voir ces néomembranes fibrineuses recouvrir les conjonctives surtout palpébrales, sans qu'on y rencontre de microbes pathogènes.

Les pneumocoques, les streptocoques, peuvent donner naissance aussi à des fausses membranes conjonctivales. Enfin, la cause la plus fréquente est le bacille de Löffler, qui produit des fausses membranes diphtéritiques. Il sera donc toujours extrêmement important pour le thérapeutique et le pronostic de faire pratiquer l'examen bactériologique.

Les formes non diphtéritiques de la conjonctivite pseudo-membraneuse sont relativement bénignes.

Traitement. — Le traitement consiste dans l'ablation des fausses membranes avec des pinces, des lavages conjonctivaux avec des antiseptiques : sublimé 1/2000, naphtol 1/1000, etc. et surtout dans des badigeonnages de la conjonctive avec du jus de citron, matin et soir.

En dehors de là, s'il y a un catarrhe prononcé, on pourra instiller un collyre au sulfate de zinc :

Sulfate de zinc. . . . . 0,10 cent.
Eau distillée. . . . . 10 gr.

ou un collyre faible au nitrate d'argent :

Nitrate d'argent. . . . . 0,05 cent.
Eau distillée. . . . . 10 gr.

Une goutte deux fois par jour.

Mais on n'aura pas recours aux cautérisations avec le crayon, qui, en déterminant des escharres

inutiles, ne peuvent qu'être nuisibles, sinon dange-
reuses.

Conjonctivite pseudo-membraneuse diphtéritique.

Le plus souvent, l'examen bactériologique mon-
trera la présence du *bacille de Lœffler* dans les fausses membranes et dans les cas les plus graves on le
trouvera associé aux *streptocoques* et aux *staphylo-
coques*, qui seraient pour quelques-uns la cause de
toutes les complications graves.

La conjonctivite pseudo-membraneuse accompagne parfois la diphtérie bucco-pharyngée ou laryn-
gée ; elle peut être la seule manifestation de la diphtérie.

La diphtérie conjonctivale, en dehors des fausses
membranes grisâtres adhérentes à la conjonctive,
donne lieu à une infiltration fibrineuse dans l'épaisseur de toute la muqueuse.

Depuis de Græfe, on y distingue trois périodes :
une période d'*infiltration*, une période de *purulence*
et une période de *réparation*.

1° Dans la première, les paupières sont extrêmement tuméfiées, dures, offrent une consistance
presque cartilagineuse ; il est extrêmement difficile
de les écarter, et, à plus forte raison, de les renverser. Si on y arrive, on verra que la conjonctive est
épaisse, rougeâtre, blafarde, un peu luisante, et
qu'elle est parsemée de taches ecchymotiques vio-
lacées qu'on retrouve sur la conjonctive bulbaire.
Parfois aussi la surface conjonctivale est recouverte
par un exsudat membraneux. Quand on l'enlève,

souvent avec difficulté en raison de ses adhérences, l'écoulement sanguin est presque nul : à cause de la compression des vaisseaux sanguins par les exsudats fibrineux développés dans l'épaisseur de la conjonctive. Les nerfs, extrêmement comprimés, font éprouver aux malades de violentes douleurs.

En raison de cette compression, la vitalité des tissus se trouve compromise; l'accident le plus à craindre, c'est la nécrose de la cornée, qui, par suite de l'étranglement des vaisseaux, se trouble, s'infiltre, s'ulcère et se perfore. Ces ulcérations de la cornée sont presque la règle; aussi cette affection est-elle encore plus redoutable que l'ophtalmie purulente. La marche de la conjonctivite diphtéritique est parfois foudroyante; en douze heures, une cornée peut être compromise.

2° Au bout de cinq à six jours, la conjonctive perd de sa consistance. Sa surface sanguinolente devient le siège d'une purulence abondante. Les fausses membranes sont éliminées en même temps que des lambeaux entiers de muqueuse. La conjonctive est alors recouverte d'ulcérations abondantes et offre le tableau clinique de l'ophtalmie purulente.

3° Enfin, grâce aux soins, la purulence finit par disparaître, mais parfois au bout de longs mois; les ulcérations conjonctivales et cornéennes se comblent et la guérison survient, la cornée portant un simple leucome dans les cas les plus heureux.

Traitement. — Le traitement doit être local et général. Le traitement local doit viser à détruire les agents infectieux et à faciliter la résorption des exsudats fibrineux qui compromettent la vitalité des tissus.

Le meilleur agent pour la destruction des fausses membranes diphtéritiques est le jus de citron dont on badigeonnera fortement les conjonctives deux fois par jour. S'il est difficile ou impossible de retourner les paupières, on pratiquera la section de la commissure externe avec de forts ciseaux droits. Par ce moyen, il sera facile de porter l'antiseptique sur toute la surface conjonctivale.

Nous recommandons vivement de ne *jamais avoir recours à cette période de début aux cautérisations avec le crayon de nitrate d'argent*, qui ne pourrait qu'augmenter les escharres déjà énormes qui vont se produire.

En dehors de ces badigeonnages au jus de citron, on fera des lavages antiseptiques avec des solutions indiquées, mais on devra surtout avoir recours, pour lutter contre le sphacèle imminent, aux *applications chaudes* de compresses antiseptiques qui activeront la circulation et la vitalité des tissus. Ces compresses seront maintenues en permanence si possible et renouvelées aussitôt qu'elles seront refroidies.

Pendant la période de purulence, on pourra employer soit les cautérisations avec le nitrate d'argent, comme nous l'avons indiqué plus haut (voir *Ophtalmie purulente*), soit les collyres au nitrate d'argent. Il sera nécessaire de pratiquer fréquemment, trois ou quatre fois par jour au moins, de grands lavages de la conjonctive.

S'il existe des ulcérations cornéennes, on fera suivre les lavages et les instillations de l'introduction d'une pommade antiseptique.

Iodoforme. . .	0,50	ou	Aristol. . .	0,50 centig.
Vaseline. . . .	10	»	Vaseline	10 gram.

À mesure que la purulence disparaîtra et que les ulcérations se combleront, on substituera au nitrate d'argent un collyre au sulfate de zinc.

Enfin les leucomes, les leucomes cicatriciels ou les staphylomes qui persisteront seront traités plus tard comme il convient.

Mais en dehors de ce traitement local, il faudra pratiquer, dès que le diagnostic sera certain, *des injections de sérum antidiphéritique* de Roux ou de Ferré. Les résultats actuellement connus sont des plus favorables et il faut espérer que, grâce à ces injections, on n'aura que très rarement à déplorer les complications cornéennes autrefois si graves et presque inévitables.

Conjonctivites exanthématiques.

On dénomme ainsi toutes les inflammations de la conjonctive qui se manifestent pendant les fièvres éruptives ou qui accompagnent les différents exanthèmes de la peau.

Conjonctivite morbilleuse, rubéolique. — Avant l'apparition de l'exanthème se montre du larmoiement auquel ne tarde pas à succéder un état catarrhal et même franchement purulent de la conjonctive. Dans quelques cas rares, cette conjonctivite peut revêtir le caractère diphtéritique. Le traitement est celui des conjonctivites catarrhales et purulentes.

Ophtalmie variolique. — Dans la variole, ce sont des pustules qui se développent sur les paupières et sur la conjonctive, particulièrement celle qui tapisse les tarses (voir *Kératites*).

4

Le traitement consiste à ouvrir les pustules aussitôt qu'on s'aperçoit de leur apparition et d'en cautériser le fond avec la fine pointe d'un crayon au nitrate d'argent.

On aura soin également dans la journée de pratiquer les lotions avec des antiseptiques (eau boriquée, sublimée).

La scarlatine et l'érysipèle, en dehors des conjonctivites, peuvent donner lieu à des accidents fort graves (voir *Paupières*).

Conjonctivite acnéique. — Se montre en même temps que l'irruption de l'acné, et se développe surtout chez l'adulte.

Elle apparaît sous la physionomie d'une conjonctivite phlycténulaire du limbe. Le traitement général est ici des plus importants.

Le traitement local est celui de la conjonctivite phlycténulaire.

Corps étrangers de la conjonctive.

On les trouve le plus souvent dans les culs-de-sac où les ont chassés les clignotements et les larmes dès qu'ils sont venus frapper le globe. Ce sont des grains de charbon, des parcelles métalliques, des grains de poussière, des larves ou des ailes d'insectes, etc., etc.

Symptômes. — Leur présence provoque de suite des douleurs vives, occasionnées par leur frottement sur la cornée pendant le mouvement des paupières. Pendant l'occlusion palpébrale, les phénomènes s'amendent.

Le corps étranger est parfois chassé par les lar-

mes et le frottement des paupières que le malade
pratique à tout instant, mais le plus souvent il faut
aller à sa recherche ; on le rencontre dans les culs-
de-sac conjonctivaux, qu'il faut mettre à découvert
en renversant la paupière supérieure, en abaissant
l'inférieure.

Traitement. — Le corps étranger n'est pas adhérent, on l'enlève par simple frottement.

Parfois, il est solidement encastré ou même
enkysté, on l'extrait au moyen d'une pince, d'une
curette. Dans quelques cas, on le saisit avec une
pince et on l'enlève avec la portion de conjonctive
à laquelle il adhère intimement.

Toutes ces manœuvres sont rendues plus faciles
par l'anesthésie de la muqueuse à l'aide de quelques
gouttes d'un collyre à la cocaïne.

Plaies de la conjonctive.

Les plaies de la conjonctive bulbaire offrent peu
de gravité et se réparent facilement. Si elles sont
trop étendues, on devra appliquer quelques points
de suture et un pansement antiseptique.

Les plaies de la conjonctive palpébrale peuvent
donner lieu dans certains cas à des cicatrices étendues, dont la rétraction aura pour effet ultérieur
une déviation de la paupière (entropion).

Le traitement consistera à pratiquer l'antisepsie
la plus rigoureuse et à appliquer aussi des points
de suture, si la blessure est par trop étendue.

Brulûres de la conjonctive.

La projection, dans les yeux, d'un liquide bouillant, d'eau chaude, vapeur d'eau, etc.; de certains corps incandescents, métal, cendres, etc.; des acides sulfurique, azotique, chlorhydrique, etc.; de bases caustiques, potasse, chaux, soude, etc., déterminent des lésions qui sont en rapport direct avec l'étendue, la situation des parties atteintes, les lésions de la cornée et la nature même de l'agent vulnérant.

Au début de l'accident, les symptômes objectifs, à l'exception d'un œdème parfois considérable des paupières, sont peu accentués, les symptômes subjectifs apparaissent aussitôt.

Les parties atteintes de la conjonctive ressortent au milieu du tissu sain, sous forme de plaques blanchâtres, opaques. La cornée est trouble par place ou en totalité et sa surface est rugueuse et dépolie.

Au moment et même parfois quelques jours après l'accident, les parties atteintes présentent si peu de modifications apparentes que l'on se trouve tenté de porter un pronostic favorable. Il est donc de règle absolue de se mettre en garde et de ne point porter une appréciation prématurée, lorsqu'il s'agit de brûlure de la conjonctive.

Les parties brûlées ne tardent pas en effet à s'éliminer, sous forme d'escharres, en laissant au-dessous d'elles une ulcération qui entre en voie de cicatrisation. La perte de substance se recouvre de bourgeons et la conjonctive saine est attirée par le travail de cicatrisation.

Les brûlures de la conjonctive bulbaire, à moins d'être très étendues, se cicatrisent en général sans qu'il en résulte de grands inconvénients.

Il n'en est pas de même des brûlures de la conjonctive palpébrale, qui présentent un pronostic plus fâcheux.

Le pronostic est encore plus sombre, si les deux conjonctives ont été atteintes et si les parties brûlées se trouvent en contact normalement. Indépendamment de la rétraction cicatricielle qui peut effacer les culs-de-sac, tirailler sur la peau des paupières, en leur imprimant une position fâcheuse, il s'établit des adhérences plus ou moins étendues entre la conjonctive palpébrale et la conjonctive oculaire et même avec la cornée (symblépharon).

Traitement. — Dès le début, il faut procéder au nettoyage minutieux de la conjonctive et à l'extraction aussi complète que possible des substances ayant occasionné l'accident.

Pour les brûlures causées par les acides on emploiera de l'eau bicarbonatée (Vichy, Vals) ou la solution suivante :

Carbonate de soude ou de potasse . . . .   2 gram.
Eau . . . . 20 gram.

En lavages ou collyres.

Pour les alcalis corrosifs, on aura immédiatement recours au vinaigre, en se gardant de faire usage d'eau.

Les brûlures produites par la chaux seront traitées à l'aide de l'huile et ensuite avec une solution de sucre de canne, de l'eau sucrée.

Les accidents du côté de la cornée et leurs complications seront traités comme nous l'indiquons plus loin.

Après ces premiers lavages et pendant toute la

4

durée du traitement, il faudra surveiller l'élimination des escharres et éviter autant que possible que les surfaces ulcérées de la conjonctive bulbaire et palpétrale ne viennent à s'accoler et à former ensuite un symblépharon.

Dans ce but, nous recommandons l'interposition d'un corps gras mélangé à une substance antiseptique telle que l'iodoforme.

Pommade avec :

Vaseline . . . . 10 gram.
Iodoforme . . . . 0,50 centig.

Gros comme un pois trois fois par jour entre les paupières et à étendre avec soin à la surface du globe.

Il faut recommander au malade d'écarter largement ses paupières plusieurs fois dans la journée. Malgré toutes ces précautions, les adhérences des culs-de-sac et de la conjonctive bulbaire avoisinante s'effectuent assez souvent : de là, les recommandations d'isoler le globe de la conjonctive palpébrale au moyen d'une coque de métal ou d'émail; ce dernier moyen ne nous semble offrir aucun avantage sérieux; le corps étranger ne peut guère être supporté.

Ptérygion.

Le *ptérygion* est constitué par une hypertrophie partielle de la conjonctive bulbaire se présentant sous la forme d'un triangle à sommet dirigé vers la cornée, à base tournée, le plus souvent vers l'angle interne.

C'est dans la direction du muscle droit interne qu'on rencontre le plus souvent le ptérygion; rarement on trouve plusieurs phtérygions sur un même œil.

Très rare dans la classe aisée, le ptérygion apparaît ordinairement après la quarantaine chez les gens qui, par leur profession, sont exposés aux poussières, aux légers traumatismes que déterminent les parcelles de corps durs : maçons, campagnards, tourneurs sur métaux.

Le siège de prédilection du ptérygion se trouve sur le trajet du muscle droit interne, à ce niveau de la fente palpébrale où la conjontive se trouve toujours à découvert pour peu que les paupières s'entr'ouvrent. Le ptérygion succède le plus souvent à une ulcération marginale de la cornée au fond de laquelle le sommet du ptérygion vient s'insérer.

Le ptérygion peut être progressif ou stationnaire. Progressif, l'hypertrophie conjonctivale présente une riche vascularisation, et tend à envahir le centre de la cornée. Stationnaire, l'épaississement ne tend guère à dépasser le limbe. Sa couleur est pâle et les vaisseaux qu'il contient sont en très petit nombre.

Traitement. — Le seul traitement du ptérygion consiste dans son excision, qui ne doit être employée que dans le cas de ptérygion progressif.

Après avoir détaché très soigneusement le sommet de la portion de la cornée sur laquelle il se trouve implanté, par deux coups de ciseaux longeant exactement le côté supérieur et inférieur du ptérygion, on l'isole de parties voisines où il ne tient plus que par sa base.

Deux ou trois points de suture réunissent la plaie conjonctivale. Il faut avoir soin de placer le premier point près de la caroncule.

Ainsi isolé des parties voisines, le ptérygion ne

tarde pas à s'atrophier. Une fois l'excision faite, on peut aussi engager son sommet dans une bouton-nière pratiquée à la conjonctive et l'y maintenir avec un point de suture (procédé de *réclinaison*). La liga-ture et l'excision complète donnent de moins bons résultats que l'excision partielle. Quel que soit le procédé employé, il faut parfois compter sur la réci-dive.

Pinguécula ou Pinguicula.

On nomme *pinguécula* une petite tumeur d'ap-parence jaunâtre et graisseuse qui se développe en général chez les personnes âgées et qui siège dans la partie de la conjonctive exposée à l'air au voisi-nage de la cornée. C'est le plus souvent au niveau des insertions du droit interne ou du droit externe qu'on les rencontre. Il n'est pas rare d'en trouver aux deux yeux et même souvent deux sur un même œil, l'un en dedans l'autre en dehors.

Leur volume dépasse rarement la grosseur d'un grain de chènevis. Elle ne contient pas de graisse ainsi qu'on l'avait cru et n'est pas non plus le résultat d'une simple hypertrophie du tissu conjonctival, ainsi que quelques-uns l'enseignent. Elle est le résultat d'une dégénérescence hyaline sénile non seulement de la conjonctive, mais aussi du tissu épi-scléral et même des couches superficielles de la sclérotique.

Cette petite tumeur, extrêmement bénigne, pres-que toujours stationnaire, ne nécessite aucune inter-vention. Si cependant elle avait un volume trop con-sidérable et si elle tendait à empiéter sur la cornée, on en pratiquerait l'excision avec des ciseaux et on suturerait les deux bords de la plaie conjonctivale.

MALADIES DE LA CORNÉE

Kératite phlycténulaire, scrofuleuse, etc.

La phlyctène que nous avons vue se développer sur la conjonctive présente une grande tendance à occuper la cornée ou le limbe scléro-cornéen (polyctène périkératique). Elle est constituée comme sur la conjonctive par l'épithélium soulevé par un amas exsudatif.

Etiologie. — Cette forme de kératite se rencontre dans la majorité des cas dans le jeune âge, devient moins fréquente chez l'adulte pour *devenir* très rare chez le vieillard.

Toutes les causes susceptibles d'amener le lymphatisme, la scrofule, peuvent être le point de départ de la kératite phlycténulaire. L'hérédité scrofuleuse, et toute misère physiologique et toutes les affections qui mettent l'organisme dans un état de débilité passagère, peuvent engendrer cette forme de kératite. Ainsi agissent la rougeole, la scarlatine, la dentition, etc. La phlyctène kératique est souvent précédée de phlyctènes conjonctivales et surtout de phlyctènes périkératiques.

Nous avons vu sous quel aspect se présentait la phlyctène conjonctivale.

Phlyctène périkératique. — La *phlyctène périkératique* est loin de présenter la même physionomie. La rougeur qui accompagne l'éruption périkératique n'a plus cette forme triangulaire si nette qui accompagne la phlyctène conjonctivale. La rougeur se présente autour de la cornée, affectant une forme circulaire limitée à la portion du limbe où se fait l'éruption.

Les parties avoisinantes sont loin de trancher par leur blancheur des parties où se sont développées les phlyctènes. Souvent la conjonctive oculaire et même palpébrale présente un état de turgescence qui peut en imposer pour un simple catarrhe conjonctival.

L'erreur se commet d'autant plus aisément qu'il n'est pas rare de voir quelques glaires de mucus dans le cul-de-sac inférieur, et qu'il existe souvent, et surtout chez les enfants qui présentent du blépharospasme un léger œdème des paupières.

Examinant attentivement le limbe, il est facile d'apercevoir un chapelet de petites phlyctènes, contournant une portion plus ou moins grande du bord cornéen.

Quelques phlyctènes ont évacué leur contenu, et à leur place se voit un petit point d'un blanc sale ; d'autres, au contraire, se présentent avec leurs caractères propres.

C'est à la présence de l'éruption qu'il faut attribuer le léger catarrhe qui trompe l'observateur peu accoutumé à l'examen de l'œil.

Phlyctène cornéenne. — Tout autre est la physionomie des phlyctènes essentiellement kératiques. Mais ici, encore, nous ne pouvons donner une description unique de l'affection.

Indépendamment de certaines variétés de kératites phlycténulaires (kératite *en bandelette*), l'aspect de la phlyctène ou de la pustule diffère selon que l'éruption se fait au voisinage du limbe ou se rapproche du sommet de la cornée.

Les phlyctènes développées au voisinage du limbe sont accompagnées le plus souvent dès le début, comme la phlyctène conjonctivale, d'un pinceau de vaisseaux, affectant une forme triangulaire à sommet dirigé vers la vésicule.

La phlyctène avoisinant le centre de la cornée ou située loin du limbe, demeure isolée pendant un temps plus ou moins long de son évolution. Les vaisseaux n'apparaissent de façon bien évidente qu'après affaissement de la phlyctène ou après évacuation de son contenu. Les vaisseaux péri-cornéens, au contraire, sont en pleine turgescence.

Sur la cornée, la phlyctène se montre sous la forme de vésicule grisâtre entourée d'une auréole d'un blanc sale. Lorsqu'elle s'est affaissée et se trouve débarrassée de son contenu, elle laisse à sa place une ulcération de forme arrondie à laquelle vient aboutir un pannus plus ou moins fourni. Dès l'apparition des phlyctènes les malades accusent de la douleur, du larmoiement et de la photophobie. A ces symptômes ne tarde pas à s'ajouter un phénomène fréquent surtout chez les enfants : le blépharospasme.

L'attitude des petits malades est caractéristique. Ils marchent la tête baissée, fermant leurs paupières avec énergie, ou bien cachent leur face sur l'épaule de la personne qui les porte. Couchés, ils enfoncent leur tête dans l'oreiller. La douleur, toujours plus accusée pendant le jour, persiste parfois aussi pendant la nuit. La contraction énergique des paupières détermine souvent de l'œdème. L'examen des malades n'est pas toujours chose facile : il faut le plus souvent avoir recours aux écarteurs. Pendant les tentatives d'ouverture, il se produit souvent des éternuements réflexes par action de l'air, de la lumière sur les branches du trijumeau. Pour bien se rendre compte de la lésion et de sa situation, après avoir couché le malade sur le dos sur les genoux d'un aide qui lui tient les mains, le médecin prend la tête entre les cuisses et introduit un écarteur plein sous la paupière supérieure, qu'il attire doucement en haut ; à l'aide de la main restée libre, il abaisse avec le pouce la paupière inférieure.

Pendant cette manœuvre, le malade dévie son œil en haut et en dehors ne laissant voir que la conjonctive. Au bout de quelques secondes cependant, le segment inférieur de la cornée apparaît, puis peu à peu toute la surface de la membrane.

L'examinateur déplacera la tête de l'enfant de façon à soumettre la cornée à un éclairage favorable.

Il existe d'autres moyens d'exploration tels que l'administration du chloroforme, l'immersion brusque du visage dans l'eau froide. Nous croyons qu'il est préférable d'avoir recours au moyen que nous avons décrit.

La photophobie, le larmoiement et le blépharospasme présentent une acuité qui est en relation avec le nombre des phlyctènes ou avec leur situation. Pour les phlyctènes périkératiques, ces phénomènes sont moins intenses que dans les cas de phlyctènes situées loin du limbe et surtout pour celles développées sur le sommet de la cornée.

L'éruption des phlyctènes peut se faire par pous-

sées successives et à intervalles plus ou moins rapprochés. L'éruption de nouvelles phlyctènes sur un
œil précédemment atteint et dont les phénomènes
réactionnels n'ont point complètement disparu
amènent en général des complications dont il faut
tenir compte. C'est d'abord le larmoiement qui,
devenu plus intense, irrite la conjonctive oculaire,
la rougit, la boursouffle, au point de déterminer
un chémosis apparent. Les glandes de Meibomius,
les glandes ciliaires irritées à leur tour déversent
le produit exagéré et modifié de leurs sécrétions
qui enflamme le bord des paupières. Le plus souvent les cils acquièrent une longueur exagérée. La
photophobie, le blépharospasme, par leur violence,
leur ténacité, constituent une complication assez
grave par suite des dangers que fait courir à la
cornée la compression énergique que les paupières
exercent sur elle. Le blépharospasme détermine
également de l'*entropion*, qui devient une nouvelle
source d'irritation de la cornée par suite du frottement des cils sur cette membrane. Avec un blépharospasme intense, la commissure externe se trouve
sillonnée de fissures qui saignent dès qu'on essaie
d'entr'ouvrir les paupières.

Tous les phénomènes que nous venons de décrire
s'amendent sous l'influence du traitement et de la
réparation de l'ulcération qui succède à la phlyctène.

Traitement local. — Le traitement de la kératite
phlycténulaire tend, au début, à amender les phénomènes réactionnels : photophobie, blépharospasme,
larmoiement.

Mettre l'œil en état de repos absolu, constitue
pour nous la première indication.

Nous ne sommes nullement partisan des myotiques dans les cas de kératite simple. Nous donnons la préférence aux mydriatiques et aux anesthésiques, dont la cocaïne est le plus précieux.

On prescrira des instillations avec :

Sulfate d'atropine de 0,02 à 0,05 centig.
Chlorhydrate de cocaïne.   0,10   »
Eau distillée . . . . 10 à 15 gram.

En instillations de 2 à 4 fois par jour, on fera suivre ces instillations d'applications de compresses chaudes soit d'infusion de camomille, soit d'une solution antiseptique (boriquée à 30 %₀). Ces compresses devront être maintenues à une température moyenne de 40° environ pendant un quart d'heure ou une demi-heure. Elles seront fréquemment renouvelées pendant la même séance.

Sous l'influence de ce traitement, les symptômes réactionnels s'amendent, et dès que le malade peut supporter assez facilement la lumière, de façon à activer la réparation de la petite ulcération, mais alors seulement on prescrira l'usage d'une pommade avec :

Précipité jaune.   0,05 à 10 centig.
Vaseline. . . . .   5 gram.

Gros comme un grain de blé, introduit le soir au moment du coucher entre les paupières.

Pendant toute la durée du traitement l'œil du malade sera mis à l'abri de la lumière soit à l'aide d'un bandeau flottant qui ne comprimera nullement le globe, soit à l'aide de lunettes très fortement fumées.

L'emploi de la pommade sera prolongé quelques jours après la guérison complète.

Nous ne sommes nullement partisan des révulsions faites à distance, à l'aide de mouches placées au bras ou à la tempe. La seule révulsion que nous employons et qui, bien souvent, nous a donné de bons résultats, consiste en badigeonnages des deux paupières à l'aide d'une très légère couche de teinture d'iode.

Ces badigeonnages ne sauraient être faits que par le médecin lui-même. (Voir le chapitre *Blépharospasme*).

Nous avons dit plus haut combien le blépharospasme, si fréquent dans cette affection, constituait parfois une complication très ennuyeuse. Dans ces cas, il faudra lutter contre lui et avoir recours aux moyens que nous avons déjà indiqués (voir *Blépharospasme*).

Traitement général. — La kératite phlycténulaire se développe, comme nous l'avons vu, sous l'influence d'un état général précaire, il est donc essentiel de prescrire une médication reconstituante. Les malades ne doivent pas être enfermés dans les appartements; il faut au contraire leur faire respirer le grand air, tout en préservant leur œil de la grande lumière.

L'huile de foie de morue, le quinquina, les amers, les arsenicaux, les ferrugineux seront prescrits avec succès.

Les bains salés donnés à domicile ou le séjour au bord de la mer, alors que l'affection ne présente plus sa période d'acuité, donnent de bons résultats.

Abcès de la cornée.

L'abcès est constitué par un dépôt purulent situé dans les couches de la cornée.

Il se développe souvent, à la suite d'une infection venue du dehors, grâce à une ulcération de la cornée. Les malades atteints de conjonctivites et de dacryocystites y sont particulièrement exposés. Les abcès de la cornée s'observent à la suite des maladies infectieuses : la scarlatine, la rougeole; mais c'est surtout dans la variole et la scrofule qu'on a le plus souvent l'occasion de les constater.

Les abcès peuvent siéger dans les couches superficielles, moyennes ou profondes; les symptômes et leur marche varient suivant ces différents sièges.

Les abcès superficiels amènent une voussure très apparente de la région et s'ouvrent rapidement au dehors. Les abcès moyens ou profonds s'ouvrent plus difficilement tantôt au dehors, tantôt au dedans, parfois des deux côtés.

Au début, on voit dans la cornée apparaître un point grisâtre, dont la coloration va en s'atténuant du centre à la périphérie. Tout autour de ce point, la cornée a perdu sa transparence habituelle : elle semble terne, un peu dépolie.

En même temps, l'humeur aqueuse se trouble, il se fait de l'hypopyon, l'iris perd son brillant, devient sale et des synéchies puissantes ne tardent pas à l'accoler à la cristalloïde.

A mesure que le pus augmente, les lamelles cornéennes sont de plus en plus écartées, et s'il est assez liquide, ce pus s'accumule à la partie déclive de l'abcès sous forme d' « onglet ».

Les lamelles cornéennes infiltrées ne tardent pas à s'éliminer, et l'abcès s'ouvre laissant voir une ulcération de la cornée.

Le plus souvent l'ulcération se fait en avant, parfois elle a lieu en arrière; enfin, il peut y avoir perforation comme nous l'avons indiqué à propos des *ulcères*, et nous renvoyons le lecteur à l'article suivant pour l'étude de toutes les complications.

Traitement. — Ces affections suppuratives de la cornée sont toujours extrêmement graves et on devra avoir recours à une thérapeutique des plus actives.

Il faut employer comme pour les ulcères :

Les lavages antiseptiques;

Les instillations d'atropine;

Les pommades antiseptiques ;

A ce traitement médical, on devra joindre le traitement chirurgical, dès qu'une amélioration sensible n'est pas obtenue.

Ce traitement comprend :

La cautérisation ignée;

La transfixation de l'abcès (opération de Sœmisch);

La paracentèse;

L'iridectomie;

Les injections sous-conjonctivales de sublimé ou de cyanure de mercure (voir *Kératite à hypopyon*).

Kératite ulcéreuse. Ulcères de la cornée.

L'ulcère de la cornée est constitué par la destruction plus ou moins étendue, tant en surface qu'en profondeur, du tissu cornéen.

Souvent consécutif à un traumatisme, l'ulcère succède aussi fréquemment aux abcès, aux pustules, aux phlyctènes de la cornée. Il complique certaines conjonctivites graves : ophtalmie purulente, conjonctivite granuleuse. L'ulcère cornéen peut enfin apparaître sous l'influence de causes encore mal définies et de certains troubles trophiques (kératite neuro-paralytique, glaucome chronique, etc., etc.).

Symptômes. — Les phénomènes généraux qui accompagnent la formation et la marche de l'ulcère varient selon les cas. L'aspect même de l'ulcération est loin aussi d'être toujours le même.

Certains ulcères évoluent sans produire de phénomènes réactionnels bien sensibles : ce sont les ulcères indolents, torpides, asthéniques. D'autres au contraire, et c'est le plus grand nombre, débutent avec de la rougeur péri-kératique et sont accompagnés pendant longtemps de photophobie, de larmoiement avec douleurs ciliaires et circumorbitaires intenses.

L'ulcère cornéen offre dans sa structure trois portions bien distinctes : les bords, les parois et le fond. A l'étude de ces trois portions, il faut ajouter la description de la zone du tissu cornéen infiltré qui entoure les bords en s'étendant plus ou moins loin. Certaines ulcérations offrent cette particularité de ne présenter aucun changement dans la coloration des parois, ni du fond, et de n'être pas entourés d'une zone d'infiltration : ce sont les ulcères transparents à « facettes ».

Examen de l'ulcère. — Si, le plus souvent, il est facile de trouver et de bien examiner un ulcère de la cornée, il est des cas assez nombreux où un examen superficiellement fait ne saurait révéler son existence et encore moins en faire connaître les détails. Les ulcères superficiels ou même ceux un peu profonds, mais à bords étroits et à parois obliquement dirigées, ne sont bien vus que sous certaines incidences, d'où la nécessité de faire mouvoir le globe dans toutes les directions, jusqu'à ce que l'œil soit placé dans une position telle que l'ulcère bien éclairé laisse voir tous ses caractères. Chez certains malades, l'examen est très difficile, par suite d'une photophobie et d'un blépharospasme intenses ; mais quelle que puisse être l'acuité de ces deux phénomènes, il est de toute nécessité de se rendre un compte exact des lésions cornéennes susceptibles de les déterminer, soit à l'aide de l'examen direct, soit à l'aide de l'éclairage oblique.

L'ulcère de la cornée débute par l'exfoliation de l'épithélium, mais sa forme et sa marche ultérieure varient selon les cas.

Ulcères superficiels. — Les ulcères consécutifs aux légers traumatismes, à la kératite phlycténulaire ne déterminent qu'une perte de substance très légère, peu profonde et presque toujours de forme ronde ou légèrement ovalaire. Tout au pourtour de l'ulcération existe une légère zone d'infiltration que seul l'éclairage oblique met bien en évidence. Cette variété d'ulcères superficiels guérit, en laissant peu de traces, mais les néphélions qui leur sont consécutifs peuvent porter un trouble dans la vision, s'ils sont situés en regard du champ pupillaire.

L'ulcère, au début, superficiel, bien limité, peut s'étendre en *largeur* et en *profondeur*.

I. Lorsque l'ulcère *s'élargit*, la zone d'infiltration qui l'environne se ramollit et s'élimine. Dans les ophtalmies purulentes, les kératites infectieuses, la totalité de la cornée peut s'exulcérer par élimination successive des tissus infiltrés situés tout au pourtour de l'ulcération primitive.

Lorsque la perte de substance est étendue, la portion ulcérée de la cornée ne tarde pas à bomber en avant, à céder par suite de son manque de résistance sous l'influence de la pression intra-oculaire (cornée staphylomateuse).

Il est des cas où, à mesure que l'ulcère se répare d'un côté, il s'étend de l'autre : des ulcères semblables ont reçu le nom d'*ulcères serpigineux*.

II. *Ulcères profonds.* — Lorsque l'ulcération gagne en profondeur, les phénomènes varient selon qu'une partie ou la totalité des couches de la membrane ont été détruites. Alors que la perte de substance occupe toute l'épaisseur de la cornée, on perçoit au fond de l'ulcération ou à son ouverture antérieure, une petite vésicule arrondie, transparente : c'est une hernie de la membrane de Descemet, ou « kératocèle ». La membrane de Descemet, membrane anhiste, résiste aux poussées inflammatoires qui ont détruit les autres couches de la cornée, mais ne trouvant plus d'appui, vient, sous l'influence de la pression intra-oculaire, s'engager dans le pertuis

creusé par l'ulcération. Sous l'influence du plus
léger effort, par suite même de l'évolution de l'affection, la kératocèle se rupture, l'humeur aqueuse
s'échappe, et l'iris projeté vient s'appliquer, ainsi
que le cristallin qui le suit dans cette marche en
avant, sur la face postérieure de la cornée ; la chambre antérieure est complètement effacée. L'ulcération est-elle petite et périphérique : l'iris vient
s'accoler à elle sans contracter d'adhérences. Avec
le temps, l'ulcération s'oblitère, l'humeur aqueuse
reparaît dans la chambre antérieure qui s'est refor-
mée, et l'iris quittant peu à peu le contact de la
cornée revient à sa place.

L'ulcération est-elle assez étendue et située au
centre de la cornée : l'iris peut s'engager dans
l'orifice et faire même au dehors une hernie plus ou
moins volumineuse, rendant plus grave le pronostic
de l'affection. La portion herniée ne tardera pas à
s'enflammer et à contracter des adhérences avec la
cornée. Une fois l'ulcération oblitérée, l'iris sera
bien refoulé en arrière par l'humeur aqueuse, mais
la portion comprise dans la cicatrice restera défini-
tivement fixée, et il se constituera ce qu'on nomme
« un *leucome cicatriciel adhérent* ». Dans les cas
plus heureux, il y a un simple accolement de l'iris
avec la cornée par des exsudats plastiques : les
adhérences qui réunissent les deux membranes,
cornée et iris, ont reçu le nom de « synéchies antérieures ».

III. Il est enfin des ulcères qui gagnent à la fois en
surface et en profondeur. Indépendamment de la
perforation qui peut toujours avoir lieu, la cornée
diminuée d'épaisseur et ramollie ne résiste plus à

la pression intra-oculaire, se distend, bombe en
avant. Cette voussure, cette déformation, constitue
le « staphylome » antérieur, le staphylome de la
cornée. L'humeur aqueuse filtre à travers la membrane distendue et l'iris vient s'accoler à la face
postérieure.

Les ulcères consécutifs à l'ophtalmie purulente,
à la kératite suppurative, offrent parfois un caractère de gravité exceptionnel. L'infiltration et l'ulcération occupent toute l'aire de la cornée qui s'élimine en bloc. L'iris s'engage par cette large ouverture faisant une hernie volumineuse sous forme
d'une masse noirâtre recouverte de lambeaux purulents, derniers vestiges de la membrane transparente.

Période de régression et de réparation. — Quelle
que soit la variété d'ulcération, l'affection finit par
arriver au bout d'un temps bien variable à la période de régression.

L'ulcère se nettoie, les produits grisâtres purulents qui le recouvrent s'éliminent peu à peu, la
cornée reprend sa transparence, au pourtour d'abord,
puis au niveau de l'ulcère lui-même, dont les bords
deviennent nets et propres. Le plus souvent, des
vaisseaux sanguins en nombre plus ou moins grand
partent des parties voisines du limbe scléro-cornéen se dirigeant vers l'ulcère, où ils finissent par
arriver. (Voir *Pannus.*)

Des bords de l'ulcération, l'épithélium prolifère
gagnant peu à peu le centre et finissant par recouvrir la cavité toute entière, sous ce manteau pro-
tecteur va proliférer le tissu cicatriciel, qui peu à
peu comblera la cavité creusée par l'ulcère.

Complications des ulcères de la cornée. — La complication la plus fréquente des ulcères de la cornée est le trouble de la chambre antérieure dû à la présence de leucocytes et de flocons fibrineux provenant d'une inflammation de l'iris ou de la cornée. Leucocytes et dépôts fibrineux se déposent à la partie déclive de la chambre antérieure et constituent « l'hypopyon ». L'hypopyon est plus ou moins étendu. Une petite ligne jaunâtre, contournant la partie inférieure de la chambre antérieure représente parfois tout le dépôt. Dans d'autres cas, l'hypopyon occupe le tiers inférieur, atteint le champ pupillaire et finit par remplir toute cette même chambre antérieure.

Une seconde complication, surtout fréquente chez l'adulte et le vieillard, est due à la présence d'une iritis, d'une irido-cyclite par propagation. Chez l'enfant l'iritis, même à la suite de perforation, est très rare ; l'hypopyon constitue une exception. Cette immunité relative des enfants doit tenir à la nature de leurs ulcères (phlycténulaires) et au bon état de leurs voies lacrymales (voir *kératite infectieuse*).

A la suite de certaines perforations de la cornée (perforations centrales), le cristallin vient se mettre en contact direct avec la partie ulcérée et pour peu que le contact se prolonge, des dépôts plastiques se déposent sur la cristalloïde antérieure. Une fois l'ulcération cicatrisée, la chambre antérieure se reforme, le cristallin reprend sa place, emportant comme vestige de son ancien contact avec la cornée, une opacité capsulaire centrale simulant une cataracte pyramidale. Parfois, un très fin filament relie le cristallin à la cicatrice de l'ancienne perforation, cicatrice souvent difficile à distinguer, parfois même à l'éclairage oblique.

Dans certains cas, fort rares heureusement, la perforation ne s'oblitère pas. Cela arrive surtout lorsque les lambeaux de la membrane de Descemet tapissent les parois de l'ulcère ; il s'établit une « *fistule cornéenne* ». L'œil devient extrêmement mou eu égard à l'écoulement incessant de l'humeur aqueuse. Si la fistule persiste longtemps, des désordres surviennent dans les membranes profondes (décollement de la rétine, etc.), et l'œil se perd en présentant un état d'atrophie qui va sans cesse s'accentuant.

Toute ulcération de la cornée ayant intéressé plus que les couches épithéliales, laisse fatalement des traces après elle (voir *opacités, taies de la cornée, staphylomes*).

Les leucomes adhérents doivent être considérés comme étant d'un pronostic fâcheux. La portion enclavée de l'iris tiraille à tout moment sur cette membrane, l'irrite, l'enflamme. L'œil se perd quelquefois à la longue après une série de poussées d'iritis, d'irido-choroïde accompagnées de phénomènes glaucomateux.

Les vastes perforations donnent issue au cristallin et à une portion du corps vitré. L'œil ainsi vidé s'affaisse, se phtisie, et formera plus tard un petit moignon blotti au fond de l'orbite, et presque entièrement masqué par la conjonctive.

Traitement. — Avant d'appliquer à l'ulcération cornéenne la thérapeutique qui lui convient, le médecin devra s'enquérir de la cause.

S'il existe un corps étranger, l'extraction sera

faite immédiatement, ainsi que nous l'avons indiqué plus haut.

Le trichiasis sera combattu comme nous l'avons dit.

S'il s'agit d'une ophtalmie granuleuse purulente, on commencera par soigner la conjonctivite, cause de la kératite.

Une fois cette partie du traitement accomplie, on devra diriger contre les progrès de l'ulcération tous les moyens que nous avons à notre disposition.

La thérapeutique doit atteindre un triple but : soulager le malade, hâter la réparation de l'ulcère et pallier les différentes complications qui vont ou viennent de se produire.

Pour calmer la douleur, pour mettre l'œil dans le repos complet en même temps que pour éviter les complications qui pourraient résulter d'une iritis existante ou possible, le médicament le plus précieux est le *sulfate neutre d'atropine*.

On prescrira :

Sulfate neutre d'atropine. . 0,05 centig.
Eau distillée . . . . 10 gram.

ou

Sulfate acide de quinine . . 0,05 centig.
Sulfate neutre d'atropine. 0,05 »
Eau distillée . . . . 10 gram.

1 goutte 4 fois par jour.

Le sulfate acide de quinine joue le rôle d'un antiseptique et il donne les meilleurs résultats dans certains ulcères cornéens, ainsi que l'un de nous l'a démontré.

Un puissant adjuvant du collyre consiste dans l'application de compresses chaudes pendant un quart d'heure, une demi-heure après les instillations.

Ces compresses seront faites avec des solutions boriquées, des infusions de fleurs de camomille, ou simplement de l'eau bouillie ; le médicament ici n'importe guère, c'est la chaleur qui agit. Elles seront appliquées aussi chaudes que possible et renouvelées incessamment dès qu'elles se refroidiront.

L'œil devient moins douloureux et la marche de l'ulcère est très favorablement influencée.

Le collyre à l'atropine peut être employé sans aucun inconvénient dans tous les cas de kératite ulcéreuse. Il n'en est pas de même de l'ésérine, qui, introduite il y a quelques années dans le traitement de cette affection, peut avoir de graves inconvénients s'il se produit des complications iriennes, comme la chose est fréquente chez l'adulte et le vieillard.

Les instillations d'atropine ne sauraient suffire. Il faut de plus arrêter l'infection et avoir recours à l'antisepsie la plus rigoureuse, non seulement de l'ulcération cornéenne, mais aussi de la conjonctive, où pullulent les microbes pathogènes.

L'antisepsie peut être obtenue par les *lavages*, les *instillations*, les *pommades*.

Les *lavages* seront faits trois ou quatre fois par jour, avant les instillations d'atropine, avec des antiseptiques tels que l'acide borique à 40/1000, le sublimé à 0,50/1000, le formol à 1/2000, le permanganate de potasse à 1/1000, le naphtol β à 1/1000. Tous nous paraissent être recommandés, *sauf peut-être le sublimé*, qui donne lieu souvent à de l'infiltration de la cornée et aggrave l'affection ;

aussi croyons-nous qu'on doive lui préférer les antiseptiques, qui ne sont nullement irritants et qu'on puisse le repousser au même titre que l'acide phénique.

Pour pratiquer ces lavages, il faudra irriguer la conjonctive après avoir écarté fortement les paupières (avec des écarteurs si le malade présente trop de blépharospasme). Le liquide employé devra être chauffé au bain-marie ou coupé avec moitié eau chaude. Après ces lavages, on *instillera* le collyre à l'atropine auquel on associera un antiseptique tel que le sulfate de zinc, ou mieux, le sulfate de quinine, comme nous l'avons constaté :

Sulfate d'atropine	0,05	centig.
Sulfate acide de quinine	0,05	»
Eau distillée	10	gram.

ou

Sulfate d'atropine	0,05	centig.
Sulfate de zinc	0,05	»
Eau distillée	10	gram.

Enfin, quelques minutes après, on *introduira sous les paupières*, avec un passe-lacet ou une aiguille à tricoter, une pommade antiseptique qui renfermera soit de l'*iodoforme*, soit du *précipité jaune*, soit de l'*aristol*.

Pommades avec :

Précipité jaune	0,05	centig.
Vaseline	5	gr.

ou

Iodoforme pulvérisé	0,20	centig.
Vaseline	5	gr.

ou

Aristol	0,50	centig.
Vaseline	10	gr.

Enfin, on appliquera un bandeau occlusif qui mettra l'œil à l'abri de la lumière, de l'air, et empêchera les mouvements toujours douloureux du globe oculaire.

Le plus souvent, sous l'influence d'un semblable traitement, l'ulcération ne tarde pas à guérir ; mais si, malgré tout, au bout de quelques semaines la cicatrisation ne se montre pas, on devra avoir recours au traitement chirurgical, qui comprend :

1° *La cautérisation ignée;*

2° *Le raclage de l'ulcère;*

3° *La paracentèse;*

4° *L'iridectomie.*

La cautérisation ignée avec la fine pointe d'un thermo-cautère ou mieux d'un galvano-cautère, donne parfois de bons résultats dans les kératites infectieuses, lorsque l'infiltration s'étend d'une manière diffuse.

Mais ce mode de traitement a besoin, pour être employé, de mains un peu expérimentées pour éviter les perforations de la cornée et doit être rejeté dans les ulcères bénins, car on détruit du tissu sain et on augmente ainsi la grandeur du leucome qui remplacera plus tard la perte de substance.

Nous préférons de beaucoup à cette méthode, surtout dans les cas d'ulcères asthéniques persistants, dans les ophtalmies strumeuses, le *raclage* avec un instrument tranchant.

Ce raclage se pratiquera avec une gouge à corps étrangers. On nettoie ainsi toute la cavité de l'ulcère, on enlève les produits grisâtres qui le comblent, constitués par la cornée détruite et de nombreuses colonies microbiennes.

Il faut éviter de perforer la cornée et exécuter cette manœuvre avec beaucoup de soin.

On s'arrête quand on entend le tissu sain crier sous l'instrument.

Ce raclage sera suivi des lavages et du traitement antiseptique indiqués plus haut.

Au raclage, on joint fréquemment la *paracentèse* de la chambre antérieure qui amène une détente, calme le malade et favorise la réparation de l'ulcération. C'est une excellente pratique qui devra être employée toutes les fois qu'il y aura *une chambre antérieure profonde* ou *une menace de perforation*, ou un *hypopyon abondant.*

Quand l'ulcère est périphérique, la ponction de la chambre antérieure devra se faire de préférence à ce niveau.

Lorsque les paracentèses répétées n'ont pas amené de modification de l'ulcération, une *iridectomie* agit de la façon la plus favorable. Cette pratique, depuis longtemps recommandée par le professeur Badal, a donné aussi entre nos mains les meilleurs résultats.

Lorsqu'il y a eu perforation de la cornée, il y a deux cas à considérer : *l'iris fait hernie* ou *non.*

Dans le premier cas, il faudra pratiquer l'excision de la portion herniée.

Dans le second, on fera garder au malade le repos absolu.

Mais, de toute façon, on continuera jusqu'à la guérison complète le traitement que nous avons indiqué.

Pour les modifications telles que : pannus, hypopyon, panophtalmie (voir les articles qui s'y rapportent).

Pannus. — Kératite vasculaire.

On donne le nom de pannus à une variété d'inflammation de la cornée, caractérisée par le développement sur cette membrane d'un réseau vasculaire adhérent superficiel situé entre l'épithélium et la membrane de Bowmann.

Etiologie. — Toutes les causes susceptibles de déterminer une irritation d'une certaine durée sur la cornée font naître le pannus. Ainsi agissent les corps étrangers, certains traumatismes ; mais la cause la plus fréquente du pannus est le frottement des cils (entropion, trichiasis) et surtout le frottement qu'exercent sur la cornée les granulations de la conjonctivite granuleuse.

Il existe également une variété de pannus que nous nommerons « réparateur » qui se trouve constituée par un pinceau vasculaire plus ou moins large se rendant à une ulcération de la cornée. Ces vaisseaux sont destinés à apporter les matériaux nécessaires pour combler une perte de substance.

La kératite vasculaire des scrofuleux offre en général un aspect caractéristique. Elle est la conséquence d'une éruption abondante et repétée souvent de petites phlyctènes.

Symptômes. — Le siège dù pannus varie selon la cause. Le pannus granuleux siège presque toujours, du moins à ses débuts, au tiers supérieur de la cornée. L'irritation produite par les granulatons détermine d'abord une migration cellulaire entre l'épithélium et la membrane de Bowmann, qui donne à la partie irritée un aspect dépoli caractéristique. L'irritation continuant, les vaisseaux de nouvelle formation apparaissent, se disposant dans le sens même du frottement. A mesure que ces vaisseaux s'avancent, il est facile de constater qu'ils sont précédés d'une opacité qui donne à la cornée une teinte d'un gris jaunâtre d'aspect velouté.

Quelle que soit la cause irritante qui ait donné lieu à la formation du pannus, ce dernier peut se présenter sous deux aspects différents selon que l'irritation dure ou a duré plus ou moins longtemps.

Lorsque l'irritation est légère et surtout de courte durée, l'émigration cellulaire est peu abondante et les vaisseaux de nouvelle formation peu nombreux. Sous l'influence du traitement et de la suppression de la cause, cellules et vaisseaux se résorbent et disparaissent rapidement, c'est le « pannus tenuis ».

Lorsque, au contraire, l'irritation est prolongée, les cellules émigrées se multiplient, pénètrent plus profondément dans le tissu cornéen où les suivent les vaisseaux en rangs serrés. La cornée apparaît comme une surface d'un rouge foncé, sur laquelle font saillie quelques ilots d'un rouge vif. C'est le « pannus crassus ».

Il est commun de voir dans le pannus crassus se développer, dans la cornée, des abcès suivis d'ulcérations assez profondes pour donner lieu à des perforations.

Lorsque l'invasion cellulaire qui précède l'établissement des vaisseaux s'est faite très abondante, les vaisseaux eux-mêmes sont en très grand nombre. Cellules et vaisseaux situés au voisinage immédiat du tissu trabéculaire péri-cornéen constituent, d'après certains auteurs, un véritable obstacle à la principale voie de filtration des liquides intra-oculaires, d'où augmentation plus ou moins grande de la tension intra-oculaire et éclosion possible de phénomènes glaucomateux.

Traitement. — Le pannus étant dû le plus souvent à une cause irritante, la première indication est de faire disparaître cette cause : aussi devra-t-on enlever au plus vite les corps étrangers qui pourraient siéger soit sur la cornée, soit sur la conjonctive, épiler ou redresser les cils déviés. Le pannus granuleux s'atténue ou disparaît complètement par le traitement même des granulations conjonctivales, mais on peut en hâter la résorption grâce à l'emploi de la méthode irritante (pommade au précipité jaune, calomel, etc.).

L'usage de la pommade au précipité jaune (précipité jaune 0,10 centig., vaseline 5 gram.) donne d'excellents résultats dans le pannus scrofuleux.

Les moyens destinés a combattre le pannus crassus peuvent être classés en deux ordres : 1° méthode opératoire ; 2° méthode substitutive.

1° La méthode opératoire comprend la simple section des vaisseaux, tout au pourtour du limbe ; 2° ou bien l'abrasion de la conjonctive, péritomie, syndectomie.

I. La péritomie a pour but de détruire la communication des vaisseaux scléroticaux avec les vaisseaux cornéens et d'empêcher ainsi l'envahissement de la cornée par un tissu cellulaire de nouvelle formation.

La péritomie, que l'on pourrait appeler la circoncision de la conjonctive, se pratique de la manière suivante : A l'aide d'un scarificateur ou d'un petit bistouri courbe, on incise la conjonctive tout au pourtour de la cornée et à 4 ou 5 millimètres de son bord. Le lambeau ainsi circonscrit est détaché à l'aide d'une pince et de petits ciseaux courbes. Les effets de la péritomie ne sont pas immédiats. Les résultats ne sont appréciables que trente jours, souvent davantage, après l'opération.

II. La méthode substitutive, la moins souvent employée, se pratique à l'aide de l'inoculation du pus blennorrhagique, ou mieux à l'aide de l'établissement de l'ophtalmie jéquiritique.

Kératite à hypopyon. — Kératite des moissonneurs. — Ulcère rongeant, etc.

Cette affection extrèmement grave se rencontre chez l'adulte, très fréquemment chez le vieillard, rarement chez l'enfant. Elle succède presque toujours à un traumatisme connu, rarement passé inaperçu : érosion de la cornée par des épis de blé, ajoncs, épines, coup de branches d'arbre, parcelles métalliques, etc., etc. L'ulcération siège de ce fait presque toujours au centre de la cornée ou dans son voisinage immédiat.

Une fois l'épithélium cornéen enlevé, l'ulcération prend une teinte sale; tout autour d'elle se fait une infiltration qui peut donner lieu à un véritable abcès qui s'ouvrira soit en dedans dans la chambre antérieure, soit au dehors.

L'humeur aqueuse devient trouble, tenant en suspension des flocons purulents et de nombreux leucocytes qui, s'accumulant à la partie inférieure de la chambre antérieure, constituent l'*hypopyon*.

L'iris est terne, la pupille rétrécie, des synéchies se sont constituées en même temps que le champ pupillaire se trouve envahi par des exsudats plastiques et purulents. L'iritis est de fait une complication fréquente et précoce de la kératite à hypopyon.

Si les soins sont donnés à temps ou si l'affection ne revêt pas un caractère par trop malin, l'hypopyon peu considérable se résorbe assez rapidement en même temps que l'ulcération se cicatrise, laissant à sa place un leucome plus ou moins étendu et des traces d'iritis.

Dans le cas contraire, surgissent de graves complications : la cornée infiltrée et ramollie dans toute la partie qui environne l'ulcère ne tarde pas à s'éliminer, l'ulcère rongeant augmente en même temps que l'hypopyon. Ce dernier arrive au niveau de la pupille et dans quelques cas remplit la presque totalité de la chambre antérieure. A ce moment, plusieurs complications peuvent se montrer. L'ulcération a gagné toute l'épaisseur de la cornée, jusqu'à la membrane de Descemet, qui, cédant sous l'influence de la pression intra-oculaire, vient faire hernie (kératocèle), ou bien la perforation est complète, laissant échapper la totalité de l'humeur aqueuse. Selon la situation et les dimensions de la perforation, l'iris vient s'accoler derrière l'ouverture, ou bien, fait une hernie d'autant plus volumineuse que la perforation est plus étendue (voir *Ulcères de la cornée*).

Dans d'autres cas, peut-être plus fréquents, l'ulcération au lieu de gagner en profondeur, gagne en surface : ce sont les plus graves, car la thérapeutique est presque impuissante à les combattre. La cornée s'infiltre dans toute son épaisseur, se ramollit,

s'exulcère en masse par des lambeaux irréguliers.
L'humeur aqueuse filtre à travers le tissu cornéen
altéré, derrière lequel on ne trouve plus qu'un vaste
hypopyon baignant l'iris poussé en avant par la
tension intra-oculaire. La cornée elle-même finit
par céder sous l'influence de cette même pression
et bombe en avant (cornée staphylomateuse). Alors
que la cornée présente tous ces phénomènes, la
conjonctive devient rouge, œdématiée et il s'établit
souvent un état catarrhal très prononcé. Dans les
cas malheureux, le chémosis, peu marqué au début,
va s'accentuant, les paupières présentent un œdème
presque comparable à celui de l'ophtalmie purulente : le globe va être détruit par une panophtalmie
(voir *Panophtalmie*).

La kératite à hypopyon est donc une affection
grave, compromettant toujours la vision dans une
certaine mesure et pouvant, dans certains cas, amener la perte définitive de l'œil.

La gravité de l'affection provient de sa nature infectieuse, due à l'envahissement de la cornée par les
microbes de la suppuration : streptocoques, staphy-
locoques ou pneumocoques que l'on rencontre en
grande quantité dans les culs-de-sac conjonctivaux
et surtout dans le sac lacrymal. Presque toujours la
kératite à hypopyon se montre chez les malades
atteints de larmoiement ou d'affection catarrhale
des voies lacrymales (tumeur lacrymale, dacryocystite suppurée), aussi est-elle fréquente chez les vieux
paysans, si souvent atteints d'ectropion lacrymal.
Tant que la cornée est recouverte de son épithélium,
les microbes sont inoffensifs pour l'œil; mais dès
qu'un traumatisme, le plus souvent très léger, a dé-

pouillé une minime portion du revêtement épithélial de la membrane transparente, l'ulcère rongeant ne tarde pas à évoluer. Il est donc de toute nécessité, chez un malade atteint de kératite à hypopyon, d'examiner avec beaucoup de soin, l'état des voies lacrymales, d'inspecter la situation des points lacrymaux, le contenu du sac, etc.

Traitement.— Le traitement sera dirigé : 1° contre la cause de l'infection ; 2° la marche de l'ulcère ; 3° l'hypopyon ; 4° l'iritis, qui est presque constante.

1° Nous avons vu que le larmoiement avec ou sans ectropion était une des causes les plus fréquentes de l'infection (voir *Traumatisme de la cornée*); aussi devra-t-on tout d'abord diriger contre lui les moyens thérapeutiques.

En présence d'un simple larmoiement ou d'un ectropion lacrymal, la première indication est d'inciser les conduits lacrymaux pour rendre aux larmes leur cours régulier. En face d'une dacryocystite suppurée, indépendamment du cathétérisme du canal nasal, il sera nécessaire de pratiquer des lavages antiseptiques du sac avec une solution de sulfate de zinc à 1 0/0 et même, si la suppuration est abondante, avec une solution de nitrate d'argent à 1 0/0 ou 2 0/0. Cathétérisme et lavages seront renouvelés tous les jours. Une fois la suppuration tarie et l'écoulement des larmes rétabli de façon à peu près normale, l'amélioration des accidents cornéens ne tarde pas en général à se manifester, si toutefois le traitement a été pratiqué dès le début de l'affection. Le foyer infectieux étant combattu, reste à s'occuper de l'ulcère.

Il faut s'opposer à tout prix aux progrès de l'ulcère rongeant, en détruisant au plus vite et les agents infectieux qui comblent la cavité de l'ulcération et ceux qui sont situés dans son voisinage.

L'antisepsie de la conjonctive et de la cornée remplit ce double but. La désinfection de la conjonctive s'obtient aux moyens de grands lavages de toute la surface oculaire, avec des solutions de sublimé à 0,5/1000 ou de sulfate de zinc à 8 ou 10/1000. Répétés 3 ou 4 fois par jour, ces lavages seront autant que possible pratiqués par le médecin lui-même, car il est indispensable de bien faire pénétrer les solutions antiseptiques jusque dans les culs-de-sac conjonctivaux.

Le nettoyage de l'ulcère s'obtient au moyen du grattage des parties atteintes, à l'aide d'une gouge à corps étranger qui permet d'enlever les agents infectieux et enraye ainsi la marche de l'ulcération tant en profondeur qu'en surface. Le nettoyage à la gouge doit être poussé au loin, jusqu'à ce que l'on sente le tissu sain crier sous l'instrument, tout en évitant de faire une perforation, accident qui ne saurait survenir en des mains expérimentées.

Une fois l'ulcère nettoyé, un lavage antiseptique, en enlevant les débris laissés par la gouge, entraînera les germes infectieux qui pourraient encore y séjourner.

Le lavage et le nettoyage de l'ulcère faits, la cavité sera comblée avec de la poudre d'iodoforme forcément pulvérisé, répandue à la surface du globe, ou mieux à l'aide d'une pommade avec :

Iodoforme. 0 gr. 50 ou Aristol en poudre. 0 gr. 50
Vaseline. . 10 gr.   Vaseline . . . . . . 10 gr.

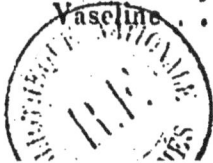

introduite entre les paupières maintenues fermées
à l'aide d'un pansement occlusif.

L'ulcère infectieux n'est malheureusement pas
toujours limité, il occupe une surface plus ou moins
grande de la cornée; il est inutile dans ces cas de
pratiquer le raclage, car on ne saurait enlever tout
le foyer malade. Il faudrait s'en tenir alors aux
lavages et pansements antiseptiques. Mais ce traitement purement externe ne saurait avoir toujours
la prétention d'arrêter la marche envahissante de
l'ulcère. L'infection a pénétré dans le tissu cornéen,
dans la chambre antérieure, dans l'iris. Quand il
en est ainsi, quand l'infection est diffuse, profonde,
l'instrument tranchant ou le thermocautère ne peut
guère influencer la marche de la maladie.

S'il existait un procédé capable de faire pénétrer
dans l'œil des liquides antiseptiques et de baigner
ainsi les tissus dans une pareille solution, la thérapeutique réaliserait un progrès énorme.

C'est à cela qu'on arrive par les *Injections sous-
conjonctivales.*

On a employé dans ce but surtout les solutions
de sublimé. On injecte sous la conjonctive une
demie ou un quart de seringue de Pravaz d'une
solution suivante :

Sublimé	0, 05 centigr.
Chlorure de sodium. . .	0, 10 »
Eau distillée.	100 gr.

ou

Sublimé	0, 05 centigr.
Chlorure de sodium. . .	0, 10 »
Eau distillée.	100 gr.

les injections massives ont été préconisées en Italie;

en France, elles ont aussi donné de très bons résultats.

Entre nos mains, il en a été de même, mais elles donnent lieu à de la douleur, du chémosis et de l'œdème notable des paupières, ce qui gêne parfois pour d'autres injections.

C'est pour ces raisons que nous avons employé, avec un succès tout aussi grand, sinon plus remarquable, les solutions de *cyanure de mercure.*

Nous injectons une demi-seringue d'une solution au 1/100 ou au 1/200 :

> Cyanure de mercure . . . .   0, 10 centigr.
> Eau distillée. . . . .   10 gr.

ou

> Cyanure de mercure . . . .   0, 05 centigr.
> Eau distillée . . . .   10 gr.

Cette dernière solution est très suffisante. Le plus souvent une injection d'un 1/2 centimètre cube suffit pour arrêter la marche envahissante de l'ulcère, qui se nettoie peu à peu et se répare.

Si la marche continuait, on pourrait avoir recours à la première, qui est deux fois plus concentrée.

Les injections de cyanure à 1/200 donnent lieu à très peu de douleur ; il n'y a presque pas de chémosis persistant et pas d'œdème des paupières. Les phénomènes réactionnels sont bien moins marqués qu'avec le sublimé.

Une fois la marche envahissante de l'infection arrêtée, le traitement indiqué plus haut suffira pour terminer la guérison, c'est-à-dire la cicatrisation de l'ulcère.

Ces injections sont précieuses, parce qu'elles per-

mettent de porter directement et rapidement l'agent antiseptique dans le foyer infecté ; elles sont le complément de la thérapeutique externe qui souvent ne pourrait éviter un désastre.

Certains auteurs ont préconisé la cautérisation de l'ulcération avec la fine pointe d'un thermocautère ; le procédé, qui donne parfois de bons résultats, nous paraît inférieur à l'instrument tranchant. Nous ne saurions trop recommander, soit qu'on pratique le raclage ou la cautérisation ignée, d'instiller au préalable, après cocaïnisation de l'œil, deux gouttes d'un collyre à la *pyoctanine*, qui peint pour ainsi dire, de façon très apparente, toutes les parties qui doivent être raclées ou brûlées.

Collyre avec :

Pyoctanine (bleue). . .   0 gr. 05
Eau distillée. . . . . .   10 à 15 gr.

Lorsque, malgré tout, l'ulcération s'étend et qu'une perforation est imminente, il est nécessaire, selon les cas, de pratiquer, soit la *transfixion de de l'ulcère*, soit la *paracentèse*, soit l'*iridectomie*.

La *transfixion de l'ulcère* ou *opération de Sœmisch* consiste à sectionner la cornée à l'endroit où s'est développée l'ulcération ou l'abcès. Un couteau à cataracte est plongé à quelques millimètres d'une des extrémités de l'ulcération ; la pointe une fois introduite dans la chambre antérieure, le tranchant est retourné en avant et la contre-ponction est faite comme la ponction à quelques millimètres au delà du tissu malade, puis on sectionne la cornée d'arrière en avant.

Cette large paracentèse permet l'évacuation facile

du pus et avive les bords de l'ulcère, mais elle expose aux pincement ou enclavements de l'iris. Elle a même souvent pour conséquence de créer un leucome plus étendu que ne l'aurait fait l'ulcération livrée à elle-même.

La *paracentèse*, ordinairement facile à exécuter, procure les mêmes avantages que l'opération de Sœmisch sans en avoir les inconvénients. De plus, on peut souvent la renouveler, chaque fois que l'état de l'œil l'exigera.

Le lieu d'exécution n'est pas indifférent. Les ulcères marginaux ou ceux situés au voisinage du limbe seront ponctionnés en plein tissu malade. On aura ainsi le même bénéfice qu'avec l'opération de Sœmisch, sans ses inconvénients. Dans tous les autres cas, on la pratique avec un couteau lancéolaire ou même un couteau à cataracte dans la portion la plus déclive où est accumulé le pus, c'est-à-dire au niveau du limbe à la partie inférieure du grand diamètre vertical.

Le plus souvent, le pus très concret ne s'échappe pas avec l'humeur aqueuse. Il est nécessaire d'aller le chercher avec des pinces à bords plats, en évitant de blesser l'iris et le cristallin.

L'*iridectomie* sera pratiquée dans tous les cas où, soit avec, soit sans hypopyon, l'ulcère s'étend, l'excavation se creuse, les phénomènes d'irido-choroïdites avec augmentation de la tension intra-oculaire menacent de donner lieu à une perforation ou à la production d'un staphylome.

Kératite interstitielle, parenchymateuse, hérédo-syphilitique.

La kératite interstitielle a pour caractéristique de siéger d'emblée dans le parenchyme même du tissu cornéen et de pouvoir évoluer sans produire aucune modification de ce parenchyme. L'affection est constituée par une infiltration de cellules lymphoïdes dans les couches moyennes et profondes de la cornée.

La kératite interstitielle est toujours bilatérale, les deux yeux pouvant être pris à la fois ou un œil se prenant après l'autre. L'affection du second œil peut éclater quelques jours, quelques semaines ou quelques mois après que le premier œil a été atteint.

Etiologie. — C'est entre sept et vingt et un ans, rarement avant ou après, que l'on voit éclater cette forme de kératite. La syphilis acquise, mais surtout la syphilis héréditaire, est la cause la plus commune, et, pour nous, la seule, de la kératite interstitielle. Certains auteurs font cependant jouer un rôle prépondérant à la scrofule et au rachitisme.

Etant donné le rôle essentiel que nous faisons jouer à l'hérédo-spécificité, nous recommandons de rechercher dans tous les cas de kératite interstitielle les signes qui permettent de diagnostiquer la syphilis héréditaire. Nous emprunterons à M. le professeur Fournier une partie de sa description à ce sujet.

Habitus. Facies. — Les enfants sont délicats, de constitution chétive. Ils sont maigres, leur système musculaire est peu développé. Ils sont pâles, leur face est terreuse. (Cette description offre quelques exceptions : les malades ont au contraire parfois un extérieur assez brillant).

Déformations nasales et crâniennes. — Ils ont de l'asymétrie du crâne, leur front est en carène, à bosselures latérales, olympien. Le dos du nez est aplati, effondré même.

Lésions osseuses. — Les déformations constatées au crâne se reproduisent aux membres et sur le tronc.

Érosions dentaires. — Microdontisme constitué par la petitesse, la réduction au-dessous de la moyenne physiologique du volume de la taille de certaines dents.

Amorphisme dentaire. — Caractérisé par ce fait, que telles ou telles dents perdent plus ou moins les attitudes de leur espèce propre, du type auquel elles appartiennent.

Dent d'Hutchinson. — Cette malformation consiste en une échancrure semi-lunaire occupant le bord de la dent. — Cette échancrure est très accentuée au moins dans la forme type de la lésion.

Elle entoure le bord libre de la dent suivant une ligne courbe régulièrement arciforme, dont la connexité regarde le collet de la dent, de sorte que ce bord libre figure un croissant.

« Cette échancrure semi-lunaire se rencontre sur les incisives médianes supérieures, qui constituent le siège de prédilection par excellence de cette lésion si typique ».

Si nous avons cru devoir donner une si longue description de la « dent syphilitique » c'est que très fréquemment on rencontre la kératite interstitielle avec semblable dentition. — L'absence de la

dent syphylitique ne doit nullement faire rejeter
l'étiologie hérédo-spécifique de l'affection ; comme
signes adjuvants, il faut rechercher la polyléthalité
des enfants, obtenir si possible des renseignements
sur les ascendants.

Il nous faut encore signaler la fréquence des
troubles ou des lésions de « l'appareil auditif ».
Ces troubles ont pour siège l'appareil transmetteur
et proviennent d'un catarrhe pharyngien ou d'une
otite moyenne suppurée ou bien ils siègent dans
les parties profondes avec intégrité apparente de
l'organe. Ces derniers sont ceux que nous avons
trouvés le plus souvent avec la kératite interstitielle.
Malformation dentaire, troubles de l'ouïe et kératite
interstitielle constituent « la triade d'Hutchinson ».

Symptômes. — Les auteurs décrivent trois périodes bien distinctes dans l'évolution de l'affection :
infiltration, vascularisation, résolution. Pour nous,
il n'existe que deux périodes à proprement parler :
celle d'infiltration et celle de résolution. Cette dernière commençant dès l'apparition des vaisseaux et
aboutissant à la transparence plus ou moins complète de la cornée.

L'*infiltration* de la cornée est le premier symptôme. La cornée, d'une couleur « grisâtre, pierre à
fusil », présente un aspect rugueux, granité, et on
chercherait en vain à sa surface la moindre élevure,
la moindre érosion à laquelle on puisse rapporter
l'infiltration qui se détache d'une façon si apparente.

En même temps que se fait l'infiltration, apparaît
le plus souvent, au pourtour de la cornée, un véritable cercle péri-kératique rappelant de tous points,

par sa coloration rouge-vineux et la disposition des vaisseaux, le cercle péri-kératique de l'iritis.

L'infiltration de la kératite interstitielle débute tantôt par la périphérie, tantôt au contraire par le centre, pour finir par occuper toute l'aire de la cornée, mais avec des tons indécis, quelques parties plus infiltrées se détachant d'une façon plus vigoureuse.

Au début de l'infiltration, il est encore possible de se rendre compte de l'état de la chambre antérieure et de l'iris, mais bientôt cet examen devient difficile et finit même par être impossible.

L'infiltration périphérique se fait ordinairement dans le tiers supérieur de la cornée, à la place même qu'occupe le pannus granulaire, avec lequel l'on pourrait à la rigueur confondre la kératite interstitielle, alors surtout que les parties infiltrées se sont vascularisées.

Pendant cette première période d'infiltration, les phénomènes subjectifs sont peu accusés. Le plus souvent, le malade ne se plaint que de la perte graduelle de sa vision.

Vascularisation. — La cornée peut demeurer, dans la première période de l'affection, pendant un temps plus ou moins long, variant de quelques jours (12 à 20) à quelques mois.

La vascularisation de la cornée doit être considérée comme un phénomène du meilleur augure et, quelque intense qu'elle puisse être, nous ne saurions la considérer comme susceptible de créer une complication.

Les cas de kératites interstitielles où l'infiltration persiste longtemps, sans que la vascularisation occupe les parties infiltrées, sont les seuls qui se terminent par la sclérose de la cornée, qui ne se trouve plus représentée que par un vaste leucome aplati.

L'envahissement des parties infiltrées par les vaisseaux se fait le plus souvent d'une façon graduelle. Partis de la périphérie, les vaisseaux envahissent le tissu cornéen en rangs parfois si serrés qu'ils donnent la sensation d'une tâche de sang occupant les parties infiltrées.

Dès le début de la vascularisation, les phénomènes subjectifs apparaissent et se traduisent par de la douleur, de la photophobie et du larmoiement. Tous ces phénomènes acquièrent rarement une très grande intensité. La douleur est sous la dépendance de la photophobie et des complications du côté du tractus uvéal.

La kératite interstitielle se complique en effet assez souvent d'iritis dont les reliquats, après disparition de l'affection cornéenne, apportent un trouble notable à la vision et à la nutrition du globe. La kératite parenchymateuse ne se complique jamais d'abcès de la cornée. Certaines kératites diffuses aboutissant le plus souvent à la formation d'un abcès central, revêtent, dès le début, les caractères de la kératite interstitielle. Il faut avouer que le diagnostic en est parfois difficile. Le doute ne saurait subsister longtemps. Au bout de quinze jours ou trois semaines, l'affection se révèle avec ses caractères propres.

La durée de la période de vascularisation varie énormément.

Dans quelques cas heureux, la cornée a récupéré

sa plus grande transparence au bout de deux à trois
mois. Mais le plus souvent cinq ou six mois, parfois un an ou deux sont nécessaires.

Les vaisseaux disparaissent peu à peu, emmenant
pour ainsi dire avec eux les cellules infiltrées.

La vision s'améliore au fur et à mesure que la
transparence de la cornée reparaît.

Marche, terminaison. — La kératite interstitielle
dure des mois, mêmes dans les cas les plus favorables. La restitution *ad integrum* de la transparence
de la cornée s'obtient dans des cas exceptionnels; le
plus souvent, il demeure quelques opacités légères,
apportant selon leur siège, un certain obstacle à la
vision. Il est assez rare, par contre, que la cornée
perde de sa transparence, au point de ne plus
laisser de vision suffisante.

L'affection est sujette à récidive.

Traitement. — Nous sommes toujours partisan
de l'ancien traitement, qui consiste à s'abstenir de
toute intervention active, tant que l'affection évolue
de façon régulière.

La vascularisation étant indispensable à la réparation, il faut chercher dès le début de l'affection à
favoriser l'appel des vaisseaux. Les fomentations
aromatiques chaudes remplissent très avantageusement le but cherché. Des compresses d'une infusion chaude de camomille seront maintenues sur
l'œil pendant trois ou quatre heures dans la journée.
Il faut veiller à ce que ces compresses aient toujours
une température de 38 à 40° minimum. Il est donc
nécessaire de retremper le linge à toute minute dans
le liquide maintenu à la température voulue et de
ne pas attendre qu'il soit refroidi pour le changer.

Nous avons dit plus haut que l'iritis était une
complication fréquente de la kératite interstitielle;
aussi faudra-t-il dès le début, avant que la cornée
trop infiltrée ne s'oppose au passage des mydriati-
que s,instiller plusieurs fois dans la journée (trois à
quatre fois) deux gouttes d'un collyre à l'atropine :

Sulfate d'atropine.   0,05 centig.
Eau distillée. . . . 10 gram.

Ces instillations seront continuées jusqu'au moment où la cornée commencera à s'éclaircir. Il est
nécessaire de surveiller l'emploi de l'atropine, au
point de vue d'un empoisonnement possible.

La période de vascularisation peut durer de longs
mois; aussi certains auteurs ont-ils proposé d'en
abréger la durée en coupant toute communication
entre les vaisseaux du limbe et ceux de la cornée,
qui n'en sont que la continuité (péritomie). Nous ne
sommes nullement partisan d'une semblable méthode, nous croyons, au contraire, que la vascularisation de la kératite interstitielle doit être respectée,
qu'elle constitue la meilleure garantie pour la restitution de la transparence de la cornée. Il faut savoir
attendre et, ce qui est plus difficile, savoir faire
attendre les intéressés.

Lorsque la cornée a récupéré sa transparence
dans la plus grande partie de sa surface, mais qu'il
demeure cependant çà et là quelques taies, on cher-
chera à activer leur résorption à l'aide de pommades
ou de poudres irritantes :

1° Précité jaune. . . . . . 0,10 centig.
Vaseline. . . . . 5 gram.
2° Calomel à la vapeur. . } ĀĀ.
Sucre pulvérisé. . . . }

En projeter un fin nuage.

Cette dernière méthode ne saurait être employée si le malade prend de l'iodure de potassium à l'intérieur.

Depuis quelques années, on fait usage d'injections sous-conjonctivales de sublimé, dans le but d'abréger la durée de l'affection. Nos observations personnelles ne nous ont pas jusqu'à présent démontré l'efficacité de ce traitement.

Traitement général. — Il semblerait, étant donnée l'étiologie de l'affection, que le traitement antisyphilitique dût produire de bons et de rapides résultats. Il n'en est rien. Le sirop de Gibert, l'iodure de potassium n'agissent pas sur l'affection oculaire. Leur emploi ne saurait être longtemps prolongé, un mois, six semaines au plus. A ce moment, les toniques les remplacent avec avantage.

Kératite neuro-paralytique.

Bien que souvent les ulcérations cornéennes résultent évidemment de troubles trophiques, on a conservé le nom de « kératite neuro-paralytique » à une kératite ulcéreuse qui est sous la dépendance d'une lésion des nerfs trophiques de la cornée.

On est loin d'être d'accord sur la trophicité de cette membrane, mais cependant on peut admettre en général, que cette variété de kératite a pour cause une altération du trijumeau et en particulier du ganglion de Gasser ou des noyaux d'origine.

Elle est d'ailleurs exceptionnelle et se présente dans le cours d'infections graves : syphilis, scarlatine, méningites cérébro-spinales, choléra et le

7

plus souvent peut-être dans les névralgies et le zona ophtalmique. Les tumeurs ou les lésions capables de comprimer le trijumeau ou le ganglion ophtalmique y donneront aussi naissance.

L'ulcération de la cornée commence, ordinairement par les couches superficielles, puis elle creuse peu à peu en profondeur en même temps qu'elle s'étend en largeur, s'accompagnant ou non d'hypopyon et pouvant aboutir à la perforation.

Parfois aussi l'hypopyon est le premier symptôme et les troubles trophiques peuvent débuter par un point quelconque de la cornée, mais le début est presque toujours central.

Cette kératite ulcéreuse, au point de vue des signes physiques, ne présente rien de particulier. Elle peut donner lieu à tous les accidents que nous avons signalés aux « ulcères de la cornée ».

Mais le caractère particulier c'est *l'absence absolue* de symptômes réactionnels et *l'insensibilité complète de la cornée*, caractère d'autant plus frappant que toutes les autres kératites, surtout les plus superficielles, s'accompagnent de troubles fonctionnels très intenses (photophobie, blépharospasme, etc).

Traitement. — La première chose à faire dans une kératite neuro-paralytique est de soustraire la cornée aux traumatismes extérieurs, *l'application d'un bandeau occlusif* et *parfois la suture des paupières* ont donné de bons résultats.

En dehors de là, on aura recours au traitement ordinaire des ulcères cornéens et nous ne pouvons qu'y renvoyer le lecteur pour ne pas nous exposer à des redites.

Herpès ou zona ophtalmique.

Cette affection, qui peut amener des complications oculaires graves, est liée à une névrite de la première et de la deuxième branche du trijumeau.

Le plus souvent le zona ophtalmique siège sur la partie interne de la paupière supérieure, sur le front, le dos du nez, s'arrêtant exactement dans les régions innervées par la branche ophtalmique atteinte. Les malades ressentent des maux de tête, de l'abattement, parfois de la fièvre; souvent des névralgies très aiguës et très rebelles se montrent bien avant l'apparition de l'affection.

Bientôt apparaissent sur la peau des plaques érythémateuses qui se recouvrent de vésicules plus ou moins confluentes, évoluant par poussées successives.

Les vésicules ne tardent pas à se transformer en pustules, ce phénomène s'opère très rapidement. Puis les pustules se dessèchent et la peau est recouverte désormais de croûtes noirâtres; celles-ci en tombant laissent à leur place des taches brunâtres et plus tard des cicatrices parfois très apparentes.

La sensibilité a disparu plus ou moins complètement dans toute la région atteinte.

En dehors des névralgies violentes qui accompagnent le zona et lui survivent, il faut redouter surtout les complications oculaires.

Ces complications peuvent atteindre la conjonctive, la cornée et l'iris.

On remarquera facilement la production d'une pustule conjonctivale et le catarrhe auquel elle donnera naissance attirera vite l'attention.

Bien plus grave est l'apparition d'ulcérations cornéennes ; à la suite des pustules, les kératites peuvent aboutir très rapidement à la perforation et, dans les cas les plus heureux, le malade en sera quitte pour un leucome.

L'iritis peut aussi se montrer seule, mais le plus souvent elle accompagne l'ulcère cornéen.

On rencontre parfois des paralysies musculaires accompagnant le zona. L'un de nous a signalé des troubles du corps vitré et des lésions du nerf optique, dans un cas.

La durée est en moyenne de trois semaines.

Traitement. — On appliquera sur les pustules des pommades antiseptiques.

Acide borique.	ââ
Oxyde de zinc.	2 gr.
Vaseline.	20 gr.

Aristol	1 gr.
Vaseline.	20 gr.

On pratiquera de plus des lavages avec des solutions tièdes boriquées ou sublimées, et cela jusqu'à la cicatrisation complète.

Pour lutter contre les névralgies, on pourra avoir recours aux injections de chlorhydrate de morphine ; pour celles qui persistent après l'affection, l'élongation ou l'arrachement du nasal (Badal) ou du sous-orbitaire sont indiqués.

L'ulcération de la cornée, l'iritis sont soignées comme nous l'indiquons plus loin (Voir *ulcère cornéen* et *iritis*).

Corps étrangers de la cornée.

Les corps étrangers de la cornée peuvent être de toutes sortes : grains de poussière, charbon, parcelles métalliques, ailes d'insectes, cuticule de graminées, etc., etc.

Le premier symptôme de la présence d'un corps sur la cornée consiste dans une douleur plus ou moins intense survenant d'une façon brusque.

A cette douleur s'ajoute du larmoiement et de la photophobie. Le malade accuse une sensation de gravier qui augmente au moindre clignotement des paupières, et qui apparaît en même temps que la douleur et parfois même persiste alors que ce phénomène s'est amendé.

Le plus souvent, il est facile de découvrir la présence du corps du délit, dès qu'on entr'ouvre les paupières. Il pourrait cependant échapper à l'observation, si l'on n'avait soin d'examiner la cornée sous certaines incidences. Lors du moment de l'accident, l'examen est rendu assez difficile par suite du blépharospasme qui existe presque toujours. Aussi est-il préférable, avant de pousser trop loin son exploration, d'instiller quatre ou cinq gouttes d'un collyre à la cocaïne.

Au bout de 20 à 30 secondes, l'anesthésie est devenue suffisante pour permettre de bien examiner la cornée et même de tenter l'extraction du corps étranger.

Selon le lieu d'implantation, on fera subir au globe une certaine rotation de façon que la lumière, au devant de laquelle le malade devra être toujours placé, éclaire bien la portion de la membrane où se trouve fixé le corps du délit.

Pour l'extraction, on se servira de préférence de la petite gouge dite à « corps étranger », la portion évidée étant tournée du côté de l'opérateur, l'extrémité plantée au ras de la particule à enlever, qu'on détache en la soulevant.

Pendant toutes ces manœuvres, l'œil sera fixé avec le pouce et l'index de la main restée libre et la tête du sujet sera maintenue fortement par un aide.

Si le corps est petit et assez profondément implanté, il est préférable de se servir d'une aiguille à descission ou à « corps étranger ».

Lorsque le corps étranger est fixé depuis quelques jours dans la cornée, il détermine tout autour de lui une zone d'infiltration grisâtre qui le limite.

Après l'extraction du corps étranger, il est bon de pratiquer le nettoyage avec la gouge de cette zone d'infiltration dans laquelle le tissu cornéen est ordinairement très ramolli.

Lorsque le corps étranger projeté est à une température un peu élevée, indépendamment de la brûlure directe de son lieu d'implantation, tout autour de lui, le tissu cornéen, sur une certaine étendue, a subi une sorte de crémation. Le corps étranger enlevé, il est nécessaire d'enlever également cette zone que l'on soulève le plus souvent en masse, sous forme d'un anneau grisâtre dont le vide représente exactement la place occupée antérieurement par l'agent vulnérant.

Certains corps étrangers, grains de pierre, cuticules de certaines *graminées*, ou certaines graines

(graine de mil, etc.), peuvent à un examen superficiel, par suite de leur coloration, de leur forme et
de la réaction inflammatoire que suscite leur présence, en imposer pour une pustule ou une phlyctène. En pratiquant un examen plus attentif et en
touchant avec l'aiguille le corps étranger, le diagnostic sera vite rectifié.

Un des accidents possibles dans l'extraction d'un
corps étranger est la perforation de la cornée par la
gouge ou par l'aiguille. Cet accident, qui par lui-
même ne saurait avoir de graves conséquences et
que seuls commettent les gens inexpérimentés, provient de ce que l'opérateur dirige mal son instrument, trompé qu'il est par de certaines incidences
de lumière qu'il n'a pas eu soin d'écarter en mettant
la cornée dans un éclairage favorable.

En général, tout corps étranger de la cornée
superficiellement implanté ne laisse après lui qu'une
trace très légère. Au bout de quelques heures, toute
douleur a disparu et l'organe se ressent à peine du
traumatisme. Il n'en est pas de même lorsque ce
corps séjourne un temps plus ou moins long, soit
que le patient ne soit pas venu demander conseil au
médecin, soit que celui-ci n'ait pas constaté sa présence. Il se produit dans ce cas une réaction intéressant non seulement le tissu cornéen avoisinant,
mais qui peut s'étendre jusqu'au tractus uvéal, à
l'iris en particulier.

Dans ce cas il faudra, après extraction du corps,
instiller un collyre à la cocaïne et à l'atropine.
Quelques fomentations antiseptiques chaudes aide-
ront à la réparation des tissus et à la diminution
des douleurs.

Traumatismes de la cornée.

Nous ne parlerons d'abord que des traumatismes intéressant la membrane dans ses couches superficielles.

Les plaies et contusions peuvent être produites par des instruments de toutes sortes ou par le choc de certains corps (pierres, branches d'arbres, etc.).

Les plaies déterminées par un instrument piquant ou tranchant porté directement sur la membrane produisent des lésions qui sont en rapport direct avec la grandeur, la profondeur et la forme de la plaie.

Si l'épithélium seul est atteint, il y a simple érosion. Si la plaie comprend en outre une certaine portion de la substance propre, elle apparaît sous forme d'une traînée blanchâtre d'autant plus accentuée que la plaie est plus profonde. A l'éclairage oblique, il est souvent facile de distinguer les deux lèvres qui limitent la solution de continuité. Parfois il existe de véritables lambeaux d'épithélium qui ne tiennent à la surface de la cornée que par un petit pédicule.

Quelques plaies superficielles de la cornée occasionnent des accidents assez graves pour mettre l'organe en péril. Ce sont ordinairement des piqûres produites par des agents qui portent avec eux des matières septiques, irritantes (plumes d'acier tachées d'encre, etc.). Les blessures produites par l'extrémité épineuse de certaines plantes donnent lieu à de graves complications alors que les lésions du début semblaient superficielles (feuilles d'aloès, etc.).

Contusions. — Les contusions sont beaucoup plus

graves que les simples plaies qui intéressent les couches superficielles de la cornée. La gravité des accidents est loin d'être en rapport avec la gravité des lésions apparentes. Un coup de pierre, le choc produit par une branche d'arbre, etc., ne déterminent au début qu'une simple érosion avec hyperesthésie de la conjonctive. Peu à peu les phénomènes s'aggravent. La rougeur au pourtour de la cornée s'accentue, la photophobie est intense, les douleurs deviennent continues et la vision, qui au début semblait peu menacée, se trouble de façon très apparente. En examinant la cornée, cette membrane apparaît trouble, l'œil ne présente plus sa coloration normale, la pupille ne réagit plus ou peu, et fréquemment, dans la chambre antérieure dont l'humeur s'est troublée, on constate un léger hypopyon. Le choc, outre la simple érosion cornéenne, a provoqué de l'irido-choroïdite.

Dans d'autres cas, la contusion peut, sans que le choc ait été violent, occasionner de graves complications qui tiennent à l'individu lui-même. Tout individu atteint de larmoiement chronique avec ou sans blennorrhée du sac est menacé d'accidents infectieux du côté de la cornée, quelque superficielle que puisse être la lésion de cette membrane.

Il est donc essentiel, en face d'un traumatisme de la cornée, de s'assurer toujours de l'état des voies lacrymales et d'interroger le malade pour savoir si, avant l'accident, son œil pleurait. A la campagne, où le traumatisme de la cornée est fréquent, il se rencontre aussi beaucoup de larmoyants qui attachent peu d'importance à leur état. Vingt-quatre ou trente-six heures après l'accident, la cornée se

7

trouble dans la région blessée, puis elle s'infiltre tant en profondeur qu'en surface, et la chambre antérieure se remplit de pus sur une plus ou moins grande hauteur. Les douleurs deviennent lanci- nantes et continues, il s'est produit une kératite à hypopyon, une kératite infectieuse avec toutes ses conséquences (voir *Kératite à hypopyon*).

Traitement. — Les simples plaies de la cornée demandent un traitement de peu de durée. La pre- mière indication est de faire disparaître les dou- leurs et de mettre l'organe à l'abri de la lumière et de l'air. Les instillations d'un collyre à la cocaïne auront pour bénéfice de faire disparaître les dou- leurs, qui s'atténueront également par quelques compresses d'eau boriquée chaude. Les plaies pro- duites par des agents irritants seront traitées de façon plus énergique.

Outre les compresses chaudes antiseptiques em- ployées dans la journée, on aura soin d'instiller de trois à six fois dans la journée deux gouttes d'un collyre à l'atropine pour pallier aux inflammations du côté de l'iris. Dans les contusions ayant dé- taché des lambeaux d'épithélium, il est nécessaire de sectionner ces lambeaux à l'aide d'un coup de ciseaux.

Plaies compliquées de la cornée.

L'agent vulnérant a traversé toute l'épaisseur de la cornée, s'arrêtant dans la chambre antérieure sans la traverser complètement, ou bien il a été plus avant et a blessé l'iris et le cristallin.

Dans le premier cas, selon l'étendue de la plaie,

il peut se produire une simple évacuation de l'humeur aqueuse, l'iris et le cristallin venant s'appliquer sur la face postérieure de la cornée, ou bien l'iris lui-même vient faire une hernie plus ou moins grande. La hernie présente ordinairement la forme d'un bourrelet dans les plaies de peu d'étendue. Lorsque la section est assez étendue et régulière, l'iris s'interpose sous forme d'une bande noirâtre entre les bords de cette section, faisant une saillie toujours plus apparente à l'une des extrémités de la plaie, celle qui se rapproche le plus du limbe, si nous nous en rapportons à nos observations personnelles.

L'instrument vulnérant, après avoir traversé la chambre antérieure, va, selon la direction qui lui est imprimée et selon la partie de la cornée où il a pénétré, blesser l'iris et le cristallin ou ce dernier seulement.

Lorsque l'iris a été blessé, il se produit une procidence de cette membrane, et il se fait un épanchement de sang dans la chambre antérieure (hypohéma).

Le cristallin blessé présente une opacification plus ou moins étendue et en rapport avec la déchirure plus ou moins grande de la cristalloïde. Nous n'examinerons pas ici toutes lésions produites par un corps vulnérant pénétrant dans le corps oculaire.

Symptômes. — Aussitôt après le traumatisme se produit une vive rougeur de la conjonctive, surtout marquée au pourtour de la cornée. La douleur est plus ou moins vive, avec cette particularité d'être de courte durée chez les enfants. Les phénomènes consécutifs sont pour une même lésion bien différents selon les cas et selon l'âge du sujet. En général, les enfants supportent fort bien les traumatismes, tandis que chez l'adulte les phénomènes réactionnels revêtent toujours un certain degré de gravité.

Traitement. — La première indication est de bien se rendre compte de la lésion et des complications qui s'y rattachent.

L'examen doit être toujours facilité par l'instillation d'un collyre à 2,5 % à la cocaïne.

Dans les cas de traumatismes compliqués, la hernie de l'iris est l'accident le plus fréquent. Cette hernie peut être plus ou moins procidente, suivant l'étendue de la plaie. La première indication est de tâcher de la réduire séance tenante : telle hernie, réductible au moment de l'accident, ne l'est plus quelques heures après.

Pour réduire la hernie, l'œil étant rendu insensible par la cocaïne, à l'aide d'une petite spatule en écaille ou d'un instrument mousse et droit, on tente le taxis. Aussitôt la réduction faite, par de douces frictions exercées sur le globe par l'intermédiaire de la paupière supérieure, on cherche à déterminer une contraction énergique de la pupille, qui sera maintenue en cette situation par des instillations d'un collyre à l'éserine.

Sulfate ou salicylate d'éserine. 0,05 centig.
Eau distillée.......................... 10 gram.

La réduction de l'iris est impossible ; dans ce cas, il ne faut pas hésiter à pratiquer l'excision de la portion herniée. Que l'on réduise ou excise la pro-

cidence irienne, il faut placer un pansement occlusif aussitôt après l'opération.

Sous l'influence des différentes manœuvres décrites, les bords de la plaie cornéenne débarrassés
de l'iris qui empêchait la coaptation ne tardent pas
à entrer en voie de cicatrisation. Mais alors apparaissent les phénomènes réactionnels du côté du
tractus uvéal. A ce moment, le collyre à l'atropine
doit être substitué au collyre à l'ésérine.

Parfois, chez l'adulte, les douleurs circumorbitaires sont intenses, l'œil douloureux à la pression, et
l'on peut constater tous les symptômes d'une irido-
-cyclite subaiguë. Le pansement sera levé plusieurs
fois dans la journée, de façon à permettre l'instillation d'un collyre à l'atropine et à la cocaïne. Le traitement sera complété par l'application de quelques
sangsues à la tempe et par quelques laxatifs.

Taies, opacités de la cornée.

Les « taies » ou cicatrices cornéennes constituent
la complication la plus fréquente des différentes
variétés de kératites.

Les opacités de la cornée ont reçu des noms différents selon leur intensité : le « *néphélion* » désigne une opacité nuageuse ; l'*albugo* se distingue
par une coloration plus accentuée alors que le *leu-
côme* est constitué par une cicatrice d'un blanc mat
tranchant fortement par sa coloration d'avec les
portions de la cornée demeurées transparentes.
Cette division des taies de la cornée n'a rien de
pratique, elle ne présente que l'avantage d'ailleurs
fort minime de classer les cicatrices par ordre d'in-

tensité, sans rien laisser préjuger des troubles
visuels qu'elles sont susceptibles de déterminer.

A part leur siège, les taies peuvent être divisées
en deux grandes classes : les *taies* ou *leucomes* simples formés aux seuls dépens du tissu cornéen, et
les *leucomes adhérents* comprenant, outre le tissu
de cicatrice fourni par la cornée, une portion enclavée de l'iris. Les leucomes adhérents ne sauraient
exister qu'après une perforation de la cornée.

Il nous faut signaler comme formant une classe
tout à fait à part les « *opacités métalliques* » produites par l'usage malheureux de collyres à base de
sels d'argent et de plomb, dans le cas de kératite
ulcéreuse.

Les leucomes acquièrent une grande importance
selon le siège qu'ils occupent, d'où la nécessité de
les bien limiter. Le néphélion demande souvent,
pour être perçu, un examen bien fait. L'examen
direct peut fournir des indications peu précises
alors que l'éclairage oblique fait bien ressortir sur
un fond uniformément clair la teinte plus foncée
des opacités les plus légères. Un albugo, un leucome qui paraissent n'occuper que la portion de la
cornée sur laquelle ils se détachent bien à nos
yeux, laisse voir à l'éclairage oblique, au pourtour
de la taie principale, une sorte d'auréole demi-trans-
parente s'étendant plus ou moins loin et dont l'existence explique seule les troubles souvent très marqués de la vision.

Règle générale, les taies ou leucomes offrent un
pronostic d'autant plus fâcheux qu'ils sont situés
au centre de la cornée au-devant du champ pupillaire. Certaines opacités centrales occasionnent

cependant peu de troubles de la vision, ce sont des taies de petite dimension, mais très opaques et à travers lesquelles la lumière ne peut diffuser.

Les troubles visuels résultant de la présence des taies sont en effet dus à la diffusion qu'éprouvent les rayons lumineux en les traversant.

En dehors des troubles dus à la diffusion de la lumière, la présence des taies sur la cornée détermine des états particuliers de l'œil et de ses annexes.

La myopie est fréquente chez les gens porteurs de leucomes, par suite de la nécessité où ils se trouvent de rapprocher les objets de façon à avoir des images plus grandes et plus nettes. Le rapprochement des objets nécessite des efforts continus d'accommodation et de convergence qui, à la longue, déterminent la myopie.

Un autre trouble de la vision occasionné par la présence des taies, résulte des altérations dans la courbure de la cornée, entraînant un astigmatisme irrégulier.

La motilité des yeux éprouve également des modifications sensibles.

Lorsqu'un seul œil présente des taies centrales, la vision binoculaire s'effectue mal, le malade tend le plus possible à en faire abstraction en se servant uniquement de son bon œil. L'œil malade finit par se dévier soit en dedans, soit en dehors, à se mettre en strabisme : la déviation en dedans est la plus commune. Le strabisme survient également alors que les deux yeux présentent des opacités. La déviation, dans ce dernier cas, aurait plutôt pour but de laisser arriver les rayons lumineux sur la rétine

à travers les portions de la cornée demeurées transparentes.

Un trouble moins fréquent de la motilité des
yeux est caractérisé par des oscillations involontai-
res et continues des globes oculaires (nystagmus).
Ces oscillations ne se rencontrent guère que chez les
malades atteints de taies de la cornée dès leur bas
âge.

L'éclairage oblique auquel on doit, en général,
soumettre tous les yeux porteurs d'opacités cornéennes, a pour avantage de nous renseigner sur la
nature de ces opacités, qui peuvent être inflammatoires ou résulter d'une inflammation ancienne.

Celle-ci offre rarement une coloration uniforme,
sa surface est dépolie, comme piquetée et ses bords
tranchent de façon bien apparente avec les parties
environnantes. L'opacité inflammatoire est le plus
souvent accompagnée d'une injection péri-kératique, parfois, il est vrai, très peu marquée, mais que
l'on peut rendre bien apparente en tenant l'œil sous
un bandeau pendant quelques heures.

L'opacité permanente cicatricielle réfléchit bien
la lumière, présente la surface lisse, et l'éclairage
oblique fait ressortir une sorte d'auréole de tissu
semi-transparent entourant la tache principale.

Diagnostic. — Les opacités cornéennes, symptômes ou conséquences des kératites, doivent être dis-
tinguées : 1° de la sclérose cornéenne proprement
dite ; 2° des opacités glaucomateuses.

La sclérose cornéenne est un état spécial de la
cornée constitué par des opacités dont le siège dans
le voisinage immédiat du limbe et la coloration semi-

blent faire croire qu'il y ait continuité directe entre la sclérotique et la membrane transparente.

La sclérose cornéenne consécutive à des poussées successives de phlyctènes péri-kératiques occupe le voisinage du limbe qu'elle efface pour empiéter plus ou moins loin sur la cornée. Sa coloration est d'un gris sale et son siège de prédilection la partie supérieure de la cornée.

L'épiscléritis, la scléro-choroïdite antérieure donnent lieu à de la sclérose cornéenne, d'un blanc sale ou gris bleu.

Les opacités glaucomateuses, dues à une exagération de la pression intra-oculaire, occupent presque toujours le diamètre horizontal de la cornée. Elles offrent une teinte grise, leur surface est comme piquetée, dépolie, parfois quelques portions transparentes de la cornée se détachent du milieu des parties infiltrées.

Les opacités glaucomateuses se rencontrent presque exclusivement chez les personnes âgées, soit comme symptôme d'une poussée de glaucome, soit comme phénomène d'un irido-choroïdite.

Traitement. — Le traitement des opacités en général a pour but d'activer les fonctions nutritives de la cornée, en déterminant une inflammation superficielle devant amener la résorption de ces opacités. Aussi a-t-on recours à la médication locale irritante en employant le précipité rouge ou jaune, le calomel, l'opium, l'iodure de potassium, etc., etc.

Les taies légères disparaissent en grande partie avec l'âge, surtout alors qu'elles ont apparu dans l'enfance. On peut activer leur résorption dans tous

les cas, par l'emploi d'une pommade au précipité
jaune.

Oxyde jaune d'hydrargyre . . . . 0,10 à 0,15 cent.
Vaseline. . . . . 5 à 10 gramm.

gros comme un grain de blé, le soir, entre les paupières. La pommade une fois introduite, pratiquer
pendant quelques instants un léger massage du
globe, par l'intermédiaire de la paupière supérieure.

L'usage de la pommade ne saurait être prolongé
au delà de six semaines. Au bout de ce laps de temps,
et après une ou deux semaines d'arrêt, la remplacer
par des projections de poudre de calomel.

Calomel à la vapeur. . . . . } ââ.
Sucre pulvérisé. . . . . }

A l'aide d'un pinceau, en projeter un fin nuage
à la surface du globe. L'extrémité du pinceau étant
chargée de la poudre sus-indiquée, le médecin ou la
personne chargé de faire le traitement en saisit le
manche entre les trois doigts, pouce, index et
médius, ce dernier allongé au-devant des autres. A
l'aide de la main gauche, on entr'ouvre les paupières. La main droite tient le pinceau horizontale-
ment au devant du globe, de façon que l'extrémité de l'instrument chargé de la poudre corres-
ponde à peu près au milieu de l'ouverture palpébrale.
Par un coup sec imprimé par le médius sur le
manche, on répand sur la surface du globe ou de la
conjonctive oculaire un fin nuage de la poudre.

Un moyen qui nous a assez souvent donné de
bons résultats dans les cas de taies étendues, et se
résorbant difficilement, consiste dans l'emploi de la

vapeur d'eau chaude, au moyen d'un petit pulvéri-
sateur ou de l'appareil de Laurença. Le malade,
plaçant son œil au devant du jet de vapeur, entr'ouvre ses paupières à l'aide des doigts, de façon à
exposer sa cornée aux vapeurs chaudes.

La péritomie (voir *pannus*) donne dans certains
cas quelques bons résultats.

Lorsqu'un leucome occupe le centre de la cornée,
au point de masquer tout le champ pupillaire, la
vision distincte est abolie. Un certain degré de
vision, souvent suffisant pour les besoins ordinaires
de la vie, peut être rendu au patient, au moyen
d'une pupille artificielle (*iridectomie optique*).

Indépendamment des troubles visuels qu'elles
occasionnent, les taies de la cornée constituent
parfois une infirmité choquante, qu'il est souvent
facile de corriger par le « *tatouage* ». Le tatouage de
la cornée ne présente aucun danger, alors qu'il est
pratiqué dans les conditions voulues, et a souvent
pour bénéfice d'augmenter l'acuité visuelle.

Staphylomes de la cornée.

On donne le nom général de staphylomes à la
distension, à la saillie de certaines membranes de
l'œil : staphylomes de la cornée, de la sclérotique,
irido-cornéens, ciliaires, etc.

Les staphylomes de la cornée dus à la distension
de cette membrane sont divisés en deux grandes
classes : les staphylomes pellucides et les staphylomes opaques.

Staphylomes pellucides.

Comme leur nom l'indique, les staphylomes pellucides sont dus à une exagération de courbure plus ou moins régulière de la cornée sans perte de transparence. Ils se présentent sous deux formes : le staphylome conique ou kératocône, le staphylome sphérique ou kératoglobe.

Kératocône. — Souvent congénital, occupant rarement un seul œil, le kératocône suit ordinairement une marche lente. Au début, l'affection, peu apparente, est difficile à reconnaître au seul examen direct. En regardant le malade de face, on remarque que la cornée brille d'un éclat particulier : en examinant l'œil de profil, la forme conique de la cornée devient très apparente.

Le premier effet de la transformation de la concavité régulière de la cornée en cône est de rendre l'œil myope par allongement de l'axe antéro-postérieur du globe. Les malades regardent de près et leur myopie est en raison directe du développement même du cône.

La distension de la cornée se fait rarement d'une façon uniforme. A la myopie du début, qui permettait de bien distinguer les objets avec des verres appropriés, vient s'ajouter un astigmatisme irrégulier dû à l'irrégularité de déformation que la distension fait éprouver à la membrane transparente. Les malades regardent non seulement de très près, mais font prendre à leurs yeux, ainsi qu'aux objets qu'ils examinent, toutes sortes de positions pour avoir des images plus nettes. Malgré ces attitudes, les objets leur paraissent plus ou moins déformés.

Le kératocône suit ordinairement une marche toujours progressive. Nos observations nous ont démontré que parfois la distension s'arrête pour ne plus progresser. Dans quelques cas, le sommet du cône présente une petite ulcération.

Traitement. — Le traitement peut être médical ou chirurgical. Nous ne parlerons que du traitement médical, qui tend à obtenir une diminution aussi considérable que possible de la tension intra-oculaire, tout en exerçant une pression continue sur le globe de façon à empêcher la distension de la cornée.

L'abaissement de la tension sera obtenu à l'aide de l'ésérine ou de la pilocarpine.

1°	Sulfate d'ésérine	0,05 centig.
	Eau distillée	10 grammes.

Une goutte 3 fois par jour.

2°	Nitrate ou chlorhydrate de pilocarpine	0,10 centig.
	Eau distillée	10 grammes.

Une goutte 3 fois par jour.

La pression du globe sera effectuée à l'aide d'un bandeau, d'un monocle un peu serré, que le malade gardera au moins toute la nuit et quelques heures dans la journée.

Nous avons également employé avec de bons résultats les verres dits de contact, dont l'avantage très appréciable est de permettre au malade de lire et d'écrire pendant quelques heures de la journée.

Il existe de nombreux procédés chirurgicaux ayant pour but d'enrayer la marche du staphylome et de remédier aux troubles de la vision créés par la distension irrégulière de la cornée. Nous en signalerons quelques-uns : cautérisations du sommet de la cornée, à l'aide du galvano-cautère. L'iridectomie suivie d'un tatouage du sommet nous a donné des résultats très appréciables. La trépanation avec cautérisation au crayon de nitrate d'argent s'oppose parfois à la marche progressive de l'affection, etc.

Kératoglobe. — La cornée se trouve distendue d'une façon uniforme dans tous ses diamètres, mais cette distension n'est presque jamais limitée à cette seule membrane, tout le segment antérieur du globe y participe. A une certaine période de l'affection, l'augmentation de pression, point de départ de la lésion, fait sentir ses effets jusque sur le nerf optique qu'elle refoule. Le kératoglobe ne désigne pour nous qu'un état de la cornée, symptomatique d'une affection spéciale, l'hydrophtalmie, que l'on pourrait dénommer le glaucome de l'enfance.

Avec du kérato globe, on rencontre le plus souvent une coque oculaire tellement distendue que l'occlusion palpébrale est fort difficile, parfois impossible (buphtalmie). La chambre antérieure, très profonde, laisse voir un iris en semi-dilatation et obéissant fort peu ou pas du tout à l'action de la lumière ou des différents excitants. Dans certains cas, l'iris semble flotter dans l'humeur aqueuse.

Le kératoglobe ou pour mieux dire l'hydrophtalmie comporte un traitement purement chirurgical (iridectomie, énucléation).

Staphylomes opaques.

Le staphylome opaque de la cornée ou staphylome proprement dit est rarement constitué par un tissu cicatriciel cornéen seul; le plus souvent, une portion de l'iris fait corps avec la partie ectasiée.

Le staphylome opaque suppose toujours ou une ancienne perforation de la cornée, cas le plus fréquent, ou un ramollissement de cette membrane (abcès), ou son amincissement sur une certaine étendue (ulcères). Indépendamment de ces facteurs essentiels, il faut tenir compte de la pression intra-oculaire. Les ulcères peu étendus aboutissant rapidement à une perforation donnent rarement lieu à la formation d'un staphylome, l'évacuation immédiate de l'humeur aqueuse abaissant d'une façon sensible la pression intra-oculaire. Dans les cas d'ulcères un peu étendus détruisant couches par couches le tissu cornéen avant d'aboutir à une perforation de la cornée, l'humeur aqueuse, toujours augmentée par irritation de la région ciliaire, filtre peu à peu et exerce sur les parties amincies ou ramollies une pression continue qui les pousse en avant, les rend staphylomateuses.

Evacuation lente de l'humeur aqueuse et ramollissement ou amincissement des couches de la cornée sont des facteurs indispensables à la formation des staphylomes.

Le staphylome opaque peut être partiel ou total.

Partiel, il peut avoir pour siège n'importe quel point de l'aire de la cornée. A sa situation se rapportent certaines particularités qu'il est bon de signaler, surtout alors (et nous avons dit que ce sont les cas les plus fréquents) qu'une portion de l'iris fait corps avec la cicatrice staphylomateuse. Le staphylome périphérique ne comprend le plus souvent qu'une portion relativement peu étendue de l'iris et de son bord pupillaire; la chambre antérieure effacée au lieu de l'ectasie subsiste dans le reste de son étendue. La pupille prend une forme qui varie : oblique de dehors en dedans et de haut en bas, si l'enclavement a lieu à la portion inféro-interne, elle devient transversale dans les cas de staphylomes du segment externe ou interne. La pupille tantôt affecte la forme d'une poire, tantôt représente la pupille de certains animaux, chat, cheval, etc.

Le staphylome situé au voisinage du centre ou au centre même de la cornée peut comprendre tout le bord pupillaire ou la majeure partie de ce bord. La chambre antérieure peut être effacée dans sa totalité ou réduite à un simple espace linéaire correspondant à une très petite ouverture pupillaire qui n'a pas été comprise dans la cicatrice. Les staphylomes qui comprennent la totalité ou la majeure partie du bord pupillaire ont une tendance à augmenter de volume, en considération même de leur situation centrale qui leur fait supporter d'une façon plus directe l'influence de l'accumulation de l'humeur aqueuse en arrière de l'iris, dans la chambre postérieure.

Le staphylome opaque peut se présenter sous différents aspects. Toujours sillonné de quelques vaisseaux, alors que l'inflammation primitive n'a pas complètement disparu, il présente une coloration qui varie du blanc mat ou nacré au gris bleu ou gris rougeâtre.

Le staphylome total, comme son nom l'indique, est l'ectasie cicatricielle comprenant toute la cornée.

Le staphylome met un certain temps à s'établir ; une fois formé, il ne reste pas toujours stationnaire. Peu saillante au début, l'ectasie cornéenne peut acquérir de telles dimensions que l'ouverture des paupières devient difficile, parfois impossible. Leur situation où leur volume exposent les staphylomes aux frottements continuels des paupières qui les irritent, les enflamment. Par suite d'irritation et de distension continues, le staphylome se perfore, laissant échapper l'humeur aqueuse ; l'ampoule s'affaisse pendant quelque temps, puis se reforme à nouveau. Après des alternatives de poussées inflammatoires et de temps de repos, il est commun de voir le staphylome devenir le point de départ d'une infection se généralisant à toutes les membranes de l'œil (parophtalmie).

Règle générale, tout staphylome qui comprend une portion de l'iris est susceptible de faire naître des accidents graves. Les tiraillements incessants qu'exerce, sur toute la partie antérieure du tractus uvéal (iris, procès ciliaire), la portion enclavée, amènent des poussées inflammatoires dont la première conséquence est l'augmentation de la pression intra-oculaire et, par suite, l'augmentation même du staphylome.

Traitement. — Les staphylomes de petites dimensions seront excisés à l'aide des pinces-ciseaux, de façon à obtenir une cicatrice plate. Les staphylomes un peu volumineux et dont la marche semble être progressive sont justiciables d'une iridectomie, faite, bien entendu, de préférence dans les portions de la cornée demeurées transparentes.

8

Le staphylome très étendu et le staphylome tô-
tal doivent forcément amener l'ablation complète des
parties ectatiques. De tous les procédés employés
pour l'ablation du staphylome, nous ne saurions
trop recommander l'ablation suivie de la suture en
bourse de la conjonctive, au-devant de la large plaie.
Ce procédé ne nous a jamais donné le moindre
déboire et la guérison se fait en quelques jours.
Dans quelques cas particuliers, l'énucléation devient
la seule intervention possible.

Iritis.

On donne le nom d'iritis à l'inflammation de l'i-
ris. Généralement les iritis sont divisées en trois
grandes classes : iritis plastique, séreuse et parenchymateuse. Cette division est basée selon les
lésions anatomo-pathologiques des diverses iritis.

Il existe une autre classification souvent employée
et basée sur l'étiologie de l'affection, et de là, les
dénominations d'iritis rhumatismale, syphilitique,
blennorrhagique, etc., mais cette classification ne
saurait faire sûrement préjuger de la variété anatomo-
pathologique de l'iritis. Une iritis syphilitique, par
exemple, peut se présenter sous la forme plastique,
séreuse, parenchymateuse.

Etiologie. — L'iritis se développe le plus souvent
sous l'influence de deux diathèses : syphilis et
arthritisme.

L'arthritisme (goutte, rhumatisme, gravelle, eczéma, etc., etc.,) est susceptible de faire naître
l'iritis à toutes les époques de la vie, à l'exception
peut-être de l'enfance.

La syphilis donne lieu à l'iritis le plus souvent durant la période secondaire dont elle constituerait du reste elle-même un accident fréquent. Rarement une iritis syphilitique éclate deux ans après le début de l'inoculation. C'est ordinairement du premier au huitième mois de la syphilis qu'apparaissent les accidents iriens. La syphilis héréditaire donne rarement lieu à l'iritis.

Parmi les causes d'iritis, nous citerons encore la blennorrhagie, les troubles de la menstruation, etc. Les iritis par propagation succèdent principalement aux affections de la cornée, plus rarement aux affections des membranes profondes. Il existe également une iritis dite traumatique.

Symptômes de l'iritis en général. — Les symptômes de l'iritis en général sont : 1° Le cercle péri-kératique ; 2° les troubles de la chambre antérieure ; 3° la décoloration de l'iris ; 4° les déformations ou les adhérences pupillaires. Ces symptômes sont les symptômes objectifs. Parmi les symptômes subjectifs, il faut signaler : 1° La douleur avec ses différentes localisations ; 2o la photophobie ; 3° le larmoiement ; 4° les troubles de la vision.

Symptômes objectifs. — *Cercle péri-kératique.* C'est un des premiers symptômes de l'iritis aiguë. Le cercle péri-kératique est constitué par une sorte d'anneau excentrique à la cornée. D'un rouge vineux, d'une intensité variant selon les cas, le cercle péri-kératique est dû à l'injection des vaisseaux du tissu épi-scléral. Ces vaisseaux, disposés en rangs parallèlement serrés, rayonnent tout au pourtour de la cornée sur une étendue de 5 à 6 millimètres. Dans certains cas l'injection peut occuper tout le tissu sous-conjonctival et donner lieu à de l'œdème. Dans l'iritis dite séreuse, le cercle péri-kératique est le plus souvent très peu accentué.

Troubles de la chambre antérieure. Ce symptôme peut ne pas exister ou présenter une légère intensité. Dans certains cas, au contraire, il est tellement accentué que l'on peut être tenté de le considérer comme un trouble de la cornée elle-même, dont la transparence, en effet, ne saurait apparaître parfaite, par suite du fond louche sur lequel on l'examine. Il est facile cependant de se rendre compte de l'intégrité de la membrane transparente en pratiquant l'éclairage oblique.

L'éclairage oblique, tout en faisant ressortir dans la majorité des cas l'intégrité de la cornée, montre parfois la face postérieure de la membrane de Descemet, criblée dans son tiers inférieur d'une infinité de petits points dont le piqueté dépasse très rarement le bord inférieur de la pupille. Exceptionnellement le tissu cornéen lui-même, dans ses couches profondes et moyennes, se trouve altéré (iritis séreuse et irido-choroïdite). L'altération n'est pas uniforme, elle est disséminée par îlots occupant le plus souvent le centre ou la moitié inférieure de la cornée, ou ces deux parties à la fois. En somme, les troubles de la chambre antérieure sont constitués le plus souvent par l'exsudat plastique, venant de l'iris et mélangé avec l'humeur aqueuse.

Les troubles de la chambre antérieure que nous venons de signaler, sont les plus fréquents, mais il n'est pas rare de constater, à la partie la plus déclive de cette chambre, soit du sang dû à la rupture des vaisseaux de l'iris par suite d'une conges-

tion très active, soit du pus (hypohœma, hypó-
pyon).

Paresse, immobilité de l'iris. — Ce sont des symptômes qui ne manquent jamais au début même
de l'affection, et qu'il est par conséquent nécessaire
de rechercher dès l'apparition du cercle péri-kératique faisant soupçonner l'existence d'une iritis.
Après avoir placé le malade en face d'une fenêtre
bien éclairée, on le prie de fermer les yeux pendant
quelques secondes, puis de les entr'ouvrir brusquement; on dit qu'il y a paresse de l'iris lorsque, sous
l'influence de la lumière, la pupille se contracte lentement et immobilité lorsque cette ouverture ne
subit aucun changement.

Décoloration de l'iris. — L'iris peut paraître décoloré sans avoir cependant subi de modification
notable de sa coloration, et cela par suite du trouble de la chambre antérieure à travers lequel on
examine cette membrane. Le plus souvent sa décoloration est réelle, comme l'on peut s'en rendre
compte à l'éclairage oblique. Par suite de cette décoloration, les iris bleus paraissent verdâtres et les
iris châtains prennent une teinte jaune ou brune.

Phénomènes pupillaires. — Rétrécissements pupillaires, irrégularités, adhérences (synéchies postérieures).

Dans toutes les formes d'iritis, la pupille tend à
se rétrécir. C'est là un fait que les praticiens peu
familiers avec la pratique ophtalmologique ne doivent jamais perdre de vue. Le rétrécissement pupillaire se distingue aisément, si l'on prend l'œil
demeuré sain comme terme de comparaison.

Les adhérences ou synéchies postérieures consti-

tuent le symptôme le plus sûr de l'iritis en général. On donne le nom de « synéchies postérieures »
aux adhérences de la face postérieure de l'iris et
de son bord pupillaire à la cristalloïde antérieure.
Ces adhérences se font par l'intermédiaire des masses exsudatives, produits de l'inflammation irienne.
Les synéchies sont apparentes toutes les fois qu'il
existe de « l'irrégularité » pupillaire. Dans certains
cas, la pupille se montre ronde, mais il est alors
facile de rendre les synéchies apparentes, en instil-
lant sur l'œil malade deux ou trois gouttes d'un collyre à l'atropine. Au bout d'un quart d'heure à vingt
minutes, la pupille se dilate d'une façon irrégulière,
et à l'éclairage oblique il est facile de percevoir,
disséminés sur la cristalloïde, de petits points brunâtres représentant les anciens points d'attache de
cette membrane à l'iris. Ces petits points, disposés
parfois de façon à dessiner une collerette, située au
pôle antérieur du cristallin, représentent les anciennes adhérences du bord pupillaire à la cristalloïde
antérieure."

Il peut se faire que la pupille ne se dilate pas
sous l'influence de l'atropine, on dit alors qu'il y a
« occlusion pupillaire », et bien souvent, dans ces
mêmes cas, le champ pupillaire, toujours rétréci, se
trouve occupé par une fausse membrane dont l'épaisseur variable permet plus ou moins à la lumière de
la traverser (occlusion pupillaire).

Symptômes subjectifs : Douleurs. — La douleur est un phénomène qui manque rarement. Elle
a pour siège soit l'œil lui-même, soit plus souvent
la région sus-orbitaire. Les douleurs sus-orbitaires
revêtent parfois un tel degré d'acuité, qu'elles enlè-

vent tout repos au malade. Les douleurs oculaires sont de deux sortes : spontanées ou provoquées. Les « douleurs provoquées » ont une très grande importance et doivent toujours être recherchées. Leur constatation est un signe certain de l'extension de l'inflammation aux membranes voisines. Voici comment on doit procéder pour déterminer la douleur : plaçant le médius et l'annulaire de chaque main sur le front du malade, on prie celui-ci de fermer doucement les paupières et de regarder en bas ; à l'aide des deux index placés immédiatement au-dessous de l'arcade sourcilière, on appuie doucement sur le globe. Dans les cas suraigus, dès que l'un des doigts appuie légèrement sur la paupière, le malade recule brusquement sa tête ; la douleur provoquée est des plus vives. Dans d'autres cas la douleur n'est éveillée que sous une certaine pression, et même que dans certains points. Il est donc essentiel de parcourir avec les doigts les deux tiers supérieurs au moins de la sclérotique correspondant aux procès ciliaires.

Larmoiement. Photophobie. — Ce sont deux phénomènes dont l'intensité est en général en relation directe avec le plus ou moins d'acuité de l'iritis.

Troubles de la vision. — Les troubles de la vision sont dus aux troubles de l'humeur aqueuse ou bien aux exsudats qui occupent le champ pupillaire. Aux débuts de l'affection, ils se montrent comme conséquences de la paresse de l'iris qui ne réagit que très difficilement à ses excitants ordinaires (lumière, accommodation).

Marche. Durée. Pronostic. — Dans ses formes, même les plus bénignes, l'iritis est une affection toujours assez longue : trois semaines, un mois, constituent sa durée moyenne. La rétrocession du processus inflammatoire se reconnaît aux signes suivants : vascularisation moindre du cercle péri-kératique, disparition ou atténuation marquée des douleurs sus-orbitaire et oculaire, dilatation maxima de la pupille sous l'influence du traitement.

Le pronostic est variable. Certaines iritis, malgré un traitement des mieux institués, présentent pendant leur évolution et après cessation de la poussée inflammatoire des complications qu'il est indispensable de bien connaître :

1° *Complications survenant pendant la poussée inflammatoire :* Ces complications tiennent à l'extension de l'inflammation aux parties postérieures du tractus uvéal (procès ciliaire et choroïde), l'iritis simple devient de l'irido-cyclite ou de l'irido-choroïdite. Dans ces cas, les synéchies postérieures, en grand nombre, ne se rompent pas sous l'influence de l'atropine ; les exsudats inflammatoires obstruent le champ pupillaire et, de ce fait, la communication entre les deux chambres étant abolie, les phénomènes glaucomateux ne tardent pas à éclater ;

2° *Complications post-inflammatoires :* Les exsudats occupant le champ pupillaire ne se résorbent qu'imparfaitement ou s'organisent, troublant ainsi la fonction visuelle qui ne saurait plus récupérer sa netteté et son acuité primitives. En outre, certaines synéchies persistent, parfois même tout le bord pupillaire demeure adhérent (synéchie annulaire totale) empêchant ainsi toute communication entre les deux chambres, et menaçant par conséquent la nutrition, la vitalité de l'organe. Les synéchies partielles entravent le jeu régulier de la

pupille, tiraillent à chaque instant les procès ciliaires dont l'irritation amène des rechutes de l'affection. Il ne faut pas oublier, au point de vue du pronostic, que l'iritis, évoluant le plus souvent sous
l'influence d'une diathèse, en subit par conséquent
tous les caprices et se trouve de ce fait dans le cas
de récidive fréquente.

Diagnostic. — L'iritis doit être reconnue aux
symptômes énumérés plus haut. L'affection avec
laquelle on confond malheureusement trop souvent
l'inflammation de l'iris est la conjonctivite simple,
et cela grâce au symptôme rougeur et à la négli-
gence de la constatation des autres phénomènes :
troubles de l'humeur aqueuse, décoloration de l'iris,
immobilité ou irrégularité pupillaire. Dans le cas
où le diagnostic paraîtrait incertain, le mieux est
d'instiller une ou deux gouttes d'un collyre à l'atropine et d'examiner l'œil incriminé après un quart
d'heure environ d'attente. Dans l'iritis, même au
début, la pupille ne se dilate pas d'une façon bien
uniforme et de plus l'éclairage oblique fait souvent
percevoir quelques points de pigment disséminés
sur la cristalloïde ou des synéchies.

Il ne faudrait pas confondre l'iritis avec une
poussée de glaucome aigu accompagné d'un cercle
péri-kératique, de troubles de l'humeur aqueuse et
de douleurs circumorbitaires ou crâniennes. Dans
le glaucome, la pupille est toujours moyennement
dilatée, dans quelques cas même, l'iris se trouve
complètement refoulé dans l'angle irido-cornéen,
contrairement à ce qui arrive dans l'iritis, où la
pupille tend à se rétrécir à mesure qu'évolue le
processus inflammatoire. La cornée, dans le glau-

come aigu, a perdu le plus souvent une grande partie de sa sensibilité (voir glaucome aigu) et la tension est toujours très augmentée.

La confusion entre iritis et glaucome aigu vient de ce que ces deux affections présentent certains symptômes communs : rougeur, troubles de la chambre antérieure et douleurs crâniennes. L'erreur serait des plus préjudiciables, le traitement local de l'iritis étant en contradiction formelle avec celui du glaucome.

Traitement. — Le traitement doit être local, général et dans quelques cas chirurgical.

Traitement local. — Le traitement tend, avant tout, à mettre l'œil au repos, à prévenir ou à rompre les synéchies. Dilater la pupille aussi largement que possible, doit être la première préoccupation du médecin : la pupille dilatée et immobilisée n'obéit pas à l'action de la lumière ; ses contractions ne sont plus alors une cause d'irritation. En outre, l'éloignement de la surface postérieure de l'iris du contact de la cristalloïde empêche les adhérences et, surtout l'occlusion pupillaire.

Les mydriatiques, et parmi eux l'atropine, remplissent admirablement le but cherché. En dilatant la pupille, l'atropine s'oppose non seulement à l'établissement des adhérences, mais de plus son action paralysante sur le muscle ciliaire met l'œil dans un état de repos absolu.

Parmi les sels d'atropine, c'est au sulfate neutre qu'il faut donner la préférence. Au sulfate neutre, on peut très heureusement associer le chlorhydrate de cocaïne dont on recherche en pareil cas les propriétés anesthésiques.

Collyre au :

Sulfate neutre d'atropine . . .	0,05, 0,10 centigr.
Chlorhydrate de cocaïne . . .	0,10 centigr.
Eau distillée.	10 gr.

Instiller 2 gouttes de 3 à 5 fois par jour, selon les cas, jusqu'à dilatation maxima de la pupille. La dilatation maxima obtenue, on diminue le nombre des instillations sans jamais les suspendre complètement jusqu'à disparition de la rougeur péri-kératique. Toutes les fois que les instillations doivent être souvent renouvelées, il est nécessaire d'empêcher qu'une partie du liquide médicamenteux entraînée par les larmes ne vienne, dans les fosses nasales, le pharynx, déterminer un empoisonnement (sécheresse de la gorge, bourdonnement d'oreilles, etc.). Aussi aura-t-on soin, aussitôt l'instillation faite, de prier le malade de presser avec son index la région du sac lacrymal pendant une vingtaine de secondes. Il est prudent, en vue des rechutes possibles, de maintenir le traitement à l'atropine pendant une huitaine après disparition de tout phénomène inflammatoire.

Au début de l'affection, les saignées locales (2 sangsues à la tempe ou une ventouse d'Heurteloup) peuvent rendre quelques services, mais l'adjuvant le plus précieux du traitement à l'atropine est, sans contredit, l'action de la chaleur humide. L'application, sur l'œil malade, de compresses chaudes d'une infusion de fleurs de camomille et mieux de feuilles de coca (feuilles de coca 5 gr., eau 500), a pour bénéfice de calmer la douleur, tout en agissant favorablement contre les symptômes inflammatoires. Ces compresses doivent être maintenues

pendant une demi-heure ou 1 heure, plusieurs fois
dans la journée. Comme elles doivent être toujours
chaudes pendant leur application, il est nécessaire
de les retremper à toute minute dans le liquide
choisi, maintenu lui-même autant que possible à
une température de 38 à 40°. La sédation que procure l'application des compresses chaudes ne s'étend
malheureusement pas à toutes les iritis. Il est donc
des cas où le médecin les fera suspendre.

Il est nécessaire également, dès l'apparition de
l'iritis, de soustraire l'organe aux influences, aux
différents excitants susceptibles de l'irriter ou d'amener des contractions pupillaires. L'œil incriminé sera
donc recouvert d'un bandeau noir flottant au-devant
de lui ou protégé par un verre fortement teinté.
Le séjour dans une chambre obscure, tout au moins
pendant la période suraiguë, ne présenterait que des
avantages.

Les malades atteints d'iritis quelque peu aiguë,
dorment mal, réveillés qu'ils sont à tout instant par
leurs douleurs ciliaires. Ces phénomènes douloureux
seront combattus à l'aide d'une potion au chloral
ou d'injections sous-cutanées de morphine.

Lorsqu'après quelques jours de traitement la pupille se dilate mal et que des masses exsudatives
encombrent le champ pupillaire et la surface de
l'iris donnant à la membrane une teinte verdâtre,
il est bon d'instituer, concurremment avec le traitement à l'atropine, une médication altérante basée
sur l'emploi de frictions mercurielles. Ces frictions
seront pratiquées matin et soir sur le front et la tempe
du côté malade, avec gros comme une noisette d'onguent napolitain.

A ces frictions locales généralement employées, nous préférons les frictions faites alternativement sur les membres avec 6 à 8 grammes d'onguent napolitain, le soir au moment du coucher. Les accidents possibles du côté de la bouche seront attentivement surveillés.

Traitement général. — Le traitement général s'adresse à la cause.

Dès le début, l'administration d'un purgatif est une indication formelle dans les cas d'iritis rhumatismale : il en est de même de l'usage du salicylate de soude, du carbonate de lithine.

Contre l'iritis syphilitique, on emploiera les pilules de protoïodure, le sublimé, et plus avantageusement les frictions d'onguent napolitain, etc. Le traitement de l'iritis séreuse offre certaines particularités que nous indiquerons plus loin.

Traitement chirurgical. — Lorsque l'immobilité de la pupille et les douleurs ciliaires persistent, malgré un traitement institué depuis cinq à six jours, il ne faut pas hésiter à pratiquer une paracentèse dont l'action presque immédiate a pour conséquence une détente des phénomènes douloureux et l'abaissement de la tension. Sous son influence, les mydriatiques agissent plus aisément et la pupille se dilate.

L'emploi de l'iridectomie devient nécessaire lorsque la phlegmasie s'étant étendue aux membranes voisines (irido-choroïdite consécutive), la pupille demeure soudée et la pression notablement augmentée. Dans ce cas particulier, en effet, la nutrition de l'organe se trouvant fortement compromise, il est nécessaire d'intervenir avant que la désorganisation ne soit trop avancée, en choisissant de préférence pour moment de l'intervention celui où les phénomènes suraigus se sont un peu apaisés.

Des iritis en particulier.

Iritis plastique. — Les phénomènes que nous venons de décrire dans l'iritis en général, se retrouvent à des degrés plus ou moins accentués dans l'iritis plastique. Cette variété, comme son nom l'indique, est caractérisée par la formation d'un exsudat plastique plus ou moins abondant, répandu sur les deux faces de l'iris. Les exsudats de la face postérieure accollent cette membrane à la cristalloïde antérieure (synéchies postérieures), ou viennent se déposer dans le champ pupillaire, dont ils obstruent la lumière à des degrés variables. Les exsudats de la face antérieure se mélangent en partie avec l'humeur aqueuse, à laquelle ils donnent une teinte louche.

Iritis séreuse. — Certains caractères propres à cette forme d'iritis la différencient bien en général des autres variétés. L'injection péri-kératique est peu marquée. Par contre, les troubles de l'humeur aqueuse offrent certains caractères spéciaux. De couleur louche, mais permettant le plus souvent de percevoir la teinte normale de l'iris, l'humeur aqueuse laisse déposer sur la face postérieure de la cornée une partie des dépôts cellulaires qu'elle tient en suspension. Ces dépôts se montrent sous l'aspect d'un piqueté faisant un ensemble pour ainsi dire à la face postérieure de la cornée, à la membrane de Descemet. Ce piqueté, composé de points grisâtres ou franchement pigmentés, occupe le plus souvent le tiers inférieur de la cornée, mais atteint parfois le centre de cette membrane, qu'il dépasse rarement. Dans quelques cas particuliers, il existe une infiltration par îlots des chouches profondes et moyennes de la cornée. Ces infiltrations par places, d'un aspect gris ou blanc sale, peuvent en imposer à un examen superficiel, et faire croire à l'existence d'une simple kératite. L'erreur est assez souvent commise et s'explique aisément.

L'iris dans l'iritis séreuse est immobile, mais la pupille, souvent irrégulière, n'a pas autant de tendance à se rétrécir que dans les autres variétés.

La chambre antérieure est souvent plus profonde qu'à l'état normal.

Enfin un point très important dans la physionomie de l'iritis séreuse, est la constatation de l'augmentation de la pression intra-oculaire. L'augmentation de pression n'est pas un phénomène constant en ce sens qu'il ne se montre pas d'une façon continue. Tantôt la pression est normale ou à peu près, tantôt elle est très augmentée et se maintient telle si un traitement approprié ne vient la diminuer.

Ces variations de pression sont très importantes à connaître, car elles constituent autant d'indications pour le traitement (voir *Glaucôme prodromique pour la détermination de tension intra-oculaire*). L'iritis séreuse évolue-t-elle, sans que la pression soit augmentée de façon bien appréciable, son traitement devra être celui de l'iritis en général. Le tonus de l'œil est-il au contraire élevé, il est indispensable de suspendre pendant quelque temps les instillations d'atropine, de les remplacer par des instillations à l'ésérine ou à la pilocarpine.

Dans quelques cas particuliers, il est nécessaire de pratiquer une paracentèse ou même une iridectomie pour obtenir une diminution de tension et la cessation des phénomènes inflammatoires qui menacent l'œil d'une désorganisation à brève échéance. L'iritis séreuse se complique en effet souvent, pour ne pas dire toujours, d'une inflammation de la choroïde (irido-choroïdite), et il n'est pas rare de voir s'ajouter aux phénomènes propres de l'affection ceux de l'iritis plastique.

Iritis parenchymateuse. — Dans l'iritis parenchymateuse, comme son nom l'indique, le parenchyme, le tissu même de l'iris, participe à l'inflammation, en fournissant par prolifération ou nucléation, les produits inflammatoires.

La décoloration de l'iris est toujours très marquée, avec cette particularité d'être uniformément répandue sur toute la surface de la membrane ou limitée en certains points.

L'iris est gonflé, plus épais que dans les autres variétés. Sur la surface de la membrane, ou au niveau de la pupille apparaissent de véritables nodosités de couleur noirâtre, mais le plus souvent jaunâtre, auxquelles aboutit un réseau de vaisseaux variqueux des plus apparents.

Dans cette variété d'iritis, essentiellement grave, les synéchies postérieures sont très nombreuses et solides, et le champ pupillaire, rempli par des masses exsudatives qui s'organisent avec le temps, finit par être complètement obstrué par une véritable néo-membrane.

Le cercle péri-kératique est intense. La rougeur, souvent accompagnée d'œdème, occupe toute la conjonctive; les phénomènes réactionnels s'étendent jusqu'aux paupières, surtout à la supérieure, qui présente parfois un œdème bien prononcé.

Iritis syphilitique. — L'iritis syphilitique apparaît rarement deux ans après l'accident initial. C'est ordinairement de trois semaines à cinq ou six mois après le début de l'infection, que se manifeste la localisation de la syphilis sur l'iris.

L'iritis syphilitique peut revêtir toutes les formes, exsudative, séreuse, parenchymateuse, mais, dans quelques cas particuliers, elle offre un caractère propre qui permet de la distinguer des autres variétés. En outre des phénomènes que nous retrouvons dans les autres formes, on observe sur une portion de la membrane tranchant par sa coloration sur les parties voisines, une ou plusieurs petites tumeurs de couleur brune, mais plus souvent cuivrée, auxquelles on a donné le nom de gommes de l'iris.

Cyclite.

Définition. — On donne le nom de cyclite à l'inflammation du corps ciliaire. Cliniquement, l'histoire de la cyclite se trouve intimement liée à celle des affections de l'iris et de la choroïde. Un traumatisme localisé de la région ciliaire détermine de la cyclite, mais sa constatation comme affection isolée est difficile pour ne pas dire impossible, les blessures de la région ciliaire s'accompagnant presque immédiatement de phénomènes d'iritis et d'irido-choroïdite. Quant à la cyclite dite idiopathique, elle n'existe pas.

Symptômes. — Dans les cas d'iritis, d'irido-choroïdite, il est aisé de se rendre compte de la participation du corps ciliaire au processus inflammatoire. La rougeur périkératique se montre plus intense, l'iris, plus décoloré, résiste aux mydriatiques, les douleurs péri-orbitaires et crâniennes augmentent d'acuité, et, symptôme essentiel, si l'on vient à exercer la moindre pression au niveau des procès ciliaires, le malade accuse une vive douleur. La cyclite ne se constate en somme que par le toucher.

Pour le traitement, nous renvoyons aux articles *Iritis* et *Irido-choroïdites*.

Irido-choroïdites.

L'étiologie de l'irido-choroïdite est en général la même que celle de l'iritis, dont elle devient souvent une complication : irido-choroïdite consécutive.

Le traumatisme, les troubles de la menstruation, les affections utérines donnent lieu à de l'irido-choroïdite primitive. Il existe une forme d'irido-choroïdite spéciale, que l'on doit étudier à part eu égard aux conséquences graves, au pronostic fâcheux que détermine son apparition : cette forme a reçu le nom d'irido-choroïdite sympathique.

1° *Irido-choroïdite consécutive*. — C'est en général après une durée assez longue de l'inflammation irienne, par suite de l'extension de l'affection primitive aux parties antérieures d'abord (procès ciliaires), puis aux parties postérieures du tractus uvéal (choroïde proprement dite) que se développe l'irido-choroïdite.

a) Le cercle péri-kératique de l'iritis, point de

départ, devient plus intense ; quelques vaisseaux
ayant parfois l'aspect variqueux.

b) La pupille, malgré le traitement, ne s'est dilatée
que d'une façon très imparfaite. Toute la face postérieure de l'iris, en contact physiologique avec la
cristalloïde antérieure, a contracté avec cette dernière membrane de nombreux points d'attache
(synéchies postérieures) surtout au niveau du bord
pupillaire : l'iris bombe en avant par sa portion
périphérique.

c) Le champ pupillaire est rempli par des exsudats
qui mettent obstacle à la communication des liquides des deux chambres.

d) Dans certains cas un léger hypopion sous forme
d'un petit liseré jaunâtre occupe la partie inférieure
de la chambre antérieure.

e) L'accumulation des liquides et des exsudats,
en arrière de l'iris, a pour effet d'augmenter la tension intra-oculaire et de faire naître des phénomènes
glaucomateux : dureté de l'œil avec douleurs oculaires et circumorbitaires intenses.

f) Si la transparence du champ pupillaire est
suffisante pour permettre l'exploration du fond de
l'œil, on perçoit des troubles, des opacités du corps
vitré surtout localisés aux parties antérieures.

g) Un symptôme très important de l'irido-choroïdite est la douleur déterminée au niveau du procès
ciliaire.

Traitement. — L'irido-choroïdite consécutive à
l'iritis demande un traitement énergique : instillations répétées d'un collyre au sulfate neutre d'atropine (deux gouttes 6 à 8 fois dans la journée) compresses aromatiques chaudes, frictions d'onguent

napolitain matin et soir sur le front et les tempes. Si le traitement médical institué dès le début n'arrive pas à enrayer la marche de l'affection ou à la modifier, il ne faut pas hésiter à pratiquer une iridectomie en choisissant pour intervenir le moment où les phénomènes suraigus se sont un peu amendés. L'iridectomie dans ces cas a pour bénéfices d'enrayer les phénomènes glaucomateux en abaissant la tension toujours augmentée, de rétablir la libre communication entre les deux chambres et de placer ainsi l'organe dans de meilleures conditions de nutrition.

L'œil atteint d'irido-choroïdite ne tarde pas, après les poussées glaucomateuses, à subir une dénutrition des plus rapides; à la dureté du globe succède un ramollissement de plus en plus accusé, signe certain d'une phtisie progressive de l'organe.

Pendant la période suraiguë de l'affection, alors que les douleurs intenses et les phénomènes inflammatoires empêchent toute intervention directe sur le globe, on se trouvera bien de pratiquer l'opération de Badal (arrachement du nasal), qui procure le plus souvent une sédation presque immédiate.

2° *Irido-choroïdite primitive.* — Contrairement à ce qui se passe pour l'irido-choroïdite consécutive qui se traduit surtout par une supéracuité des phénomènes inflammatoires (cercle péri-kératique, troubles de la chambre antérieure, etc.), l'irido-choroïdite primitive s'accuse dès le début par des troubles de la vision peu en rapport avec l'état de l'iris, du champ pupillaire, etc., mais en rapport direct avec les troubles du corps vitré.

L'irido-choroïdite primitive semble en un mot partir du centre pour atteindre la périphérie.

Les symptômes sont : *a*) troubles du corps vitré plus ou moins prononcés ; *b*) diminution rapide de l'acuité visuelle ; *c*) le tout accompagné d'une rougeur péri-kératique en général peu marquée et de phénomènes iriens peu accusés.

A certaines périodes de l'affection se produisent certaines poussées, qui exagèrent le cercle péri-kératique, les phénomènes du côté de l'iris et font ainsi ressembler l'irido-choroïdite primitive à l'irido-choroïdite consécutive.

Traitement. — L'irido-choroïdite primitive survient surtout chez les femmes, soit à l'occasion des époques menstruelles, soit surtout au moment de la ménopause. Si la cause de la choroïdite tient à la suppression d'un flux sanguin (règles, hémorrhoïdes), on devra d'abord chercher à rappeler ou à suppléer ce flux, en même temps que l'on dirigera un traitement contre les lésions existantes. L'œil sera mis à l'état de repos ; on prescrira le séjour dans une chambre obscure. L'emploi des sangsues, des sudorifiques, donne des résultats. Quant au traitement local, on devra s'inspirer surtout des règles tracées au sujet de l'iritis séreuse.

Choroïdite suppurative. Panophtalmie. Phlegmon de l'œil.

Définition. — La choroïdite suppurative est une affection aiguë, caractérisée par une infiltration purulente rapide du tractus uvéal (choroïde et iris) et du corps vitré.

Symptômes. — Les débuts de la choroïdite suppurative sont ceux d'une ophtalmie aiguë ; la con-

9

jonctive est rouge, les paupières présentent un
œdème qui va s'accentuant à mesure que l'affection
progresse. Le globe, douloureux à la pression, tend
à demeurer immobile. A l'examen de la cornée,
cette membrane peut paraître louche, comme dépolie, sur une partie de son étendue ou sur toute sa
surface. La chambre antérieure est envahie par le
pus sur une hauteur plus ou moins grande ; l'iris,
modérément dilaté, a subi un changement de coloration des plus appréciables et son bord pupillaire,
irrégulier, est retenu à la cristalloïde par des synéchies partielles. En même temps qu'apparaissent
ces symptômes, le malade se plaint de douleurs
lancinantes siégeant dans le globe et dans le voisinage de l'orbite.

A cette période, le phlegmon de l'œil peut parfois être enrayé dans sa marche, mais le plus souvent les phénomènes que nous venons de décrire
s'accentuent, la conjonctive, légèrement infiltrée au
début, présente une sorte d'œdème gélatineux dé-
bordant parfois l'ouverture palpébrale, tandis que
les paupières gonflées sont tendues au point que
leurs bords renversés vers le globe ont peine à être
soulevés.

Dès l'ouverture des paupières, toujours fort douloureuse, ce qui frappe d'abord, c'est la propulsion
du globe, l'exophtalmie due à l'infiltration du tissu
cellulaire de l'orbite. L'œil est immobile, comme
figé, et toute tentative de déplacement réveille la
douleur.

La cornée, lactescente au début, prend bientôt
une teinte jaunâtre, franchement purulente, et la
chambre antérieure, envahie par le pus dans pres-

que toute sa hauteur, rend difficile l'examen de
l'iris et impossible l'éclairage des membranes profondes.

La fièvre, peu marquée au début, revêt parfois
un caractère de gravité exceptionnelle : frissons
violents, délire, etc. Lorsque la terminaison doit
être fatale, le malade ne tarde pas à tomber dans
le coma.

Ce dernier cas constitue l'exception : le plus souvent au bout de sept à quinze jours, le pus se fait
jour à travers une perforation de la cornée ou de la
sclérotique, la fièvre tombe, les douleurs disparaissent. A partir de ce moment, l'œil, complètement
perdu, continuera tout en se phtisiant à éliminer le
pus qu'il renferme. Quelques semaines après, le
globe ne sera plus représenté que par un moignon
irrégulier logé au fond de l'orbite.

Étiologie. — C'est au traumatisme du globe qu'il
faut rapporter le plus souvent le développement du
phlegmon de l'œil : ainsi agissent les contusions
violentes, les plaies accidentelles et certaines opé-
rations chirurgicales. Le traumatisme, en dehors
des désordres plus ou moins graves qu'il peut occasionner, ouvre une porte d'entrée à l'agent infectieux. Il faut toujours se souvenir que certains yeux
portent constamment avec eux cet agent infectieux,
tels sont les yeux atteints de conjonctivite chronique,
et surtout de larmoiement avec blennorrhée du sac.
Ils peuvent être menacés d'un phlegmon de l'œil à
la moindre éraflure de la cornée. La présence d'un
corps étranger dans le globe doit toujours faire
craindre le développement d'une panophtalmie.

La choroïdite suppurative peut éclater en dehors

de tout traumatisme de l'œil : c'est ainsi qu'elle peut se montrer dans le cours, mais le plus souvent à la période de convalescence de la fièvre typhoïde, de la méningite cérébro-spinale, de la scarlatine, de la variole.

Le phlegmon de l'œil se montre parfois comme complication de certains états infectieux spéciaux, comme la fièvre puerpérale, le phlegmon diffus, l'érysipèle, l'endocardite ulcéreuse, etc., etc.

Pronostic. — Toujours grave. Il est rare que l'œil conserve quelque vision ; le plus souvent, il se vide par une perforation de la cornée ou de la sclérotique, ou se phtisie peu à peu. L'œil atteint de phlegmon est une menace continuelle d'ophtalmie sympathique pour l'autre œil.

Traitement. — Le traitement ne saurait avoir quelques effet que pendant une certaine période de l'affection, presque au début, alors que la cornée est peu atteinte, que la chambre antérieure contient peu de pus, que l'œdème de la conjonctive et celui des paupières, ainsi que l'exophtalmie, ne sont pas très prononcés. Passé cette période, l'œil est irrévocablement perdu.

Dès le début, le traitement devra donc être des plus énergiques. Aussitôt l'apparition des premiers symptômes, l'application des sangsues à la tempe, les compresses d'eau froide seront employées avec avantage. Les frictions d'onguent napolitain sur le front ou mieux sur les membres ont parfois donné de bons résultats. Ces frictions peuvent être prolongées jusqu'à la production d'une abondante salivation. Quant aux douleurs souvent intolérables, elles disparaîtront ou seront atténuées grâce à l'emploi des opiacés (injections de chlorhydrate de morphine, etc.).

Lorsque, en dépit de tous les moyens employés, l'œil rempli de pus est irrévocablement perdu, l'énucléation constitue le seul traitement rationnel.

Opacités du corps vitré.

Les opacités du corps vitré sont de deux sortes : elles sont subjectives ou physiologiques, objectives ou pathologiques.

OPACITÉS. MOUCHES VOLANTES SUBJECTIVES (MYODOPSIE). — L'on se trouve assez souvent consulté par des individus qui se plaignent d'être incommodés par la vue de points noirs, de mouches volantes. Ces points sont fixes ou bien ils se déplacent à chaque mouvement du globe. Ces opacités, qu'il est impossible de distinguer à l'ophtalmoscope, s'observent assez fréquemment chez les myopes, mais elles se rencontrent également dans les yeux dont l'acuité est parfaite, et qui ne présentent aucun trouble de la réfraction.

Le seul traitement consiste à rassurer le malade, à lui prescrire d'éviter toute congestion de l'encéphale : veilles, études prolongées, excès de table, etc.

MOUCHES VOLANTES OBJECTIVES, PATHOLOGIQUES. — *Etiologie.* — Les opacités pathologiques du corps vitré sont symptomatiques des lésions des membranes profondes et en particulier de la choroïde. Leur apparition concorde avec une altération plus ou moins prononcée du corps vitré.

1o Les gens affectés de myopie élevée ont souvent

des troubles du corps vitré très appréciables à l'ophtalmoscope. Leur présence et surtout leur nombre doit éveiller l'attention sur un décollement rétinien à brève échéance.

2° Toutes les inflammations du tractus uvéal, certaines formes de choroïdites sont susceptibles de déterminer des troubles du corps vitré et de produire par conséquent l'apparition d'opacités. Ainsi agissent la choroïdite séreuse, les irido-choroïdites, la chorio-rétinite spécifique, etc., etc.

3° Les épanchements sanguins traumatiques ou spontanés déversés dans le corps vitré donnent lieu à des opacités, à des flocons plus ou moins abondants. Il en est de même des rétinites blenorrhagiques.

Symptômes. — Le malade perçoit des points opaques, d'où semblent souvent se détacher de fins filaments, donnant ainsi l'impression d'une toile d'araignée. Les yeux fermés, en face du jour le malade revoit ces mêmes images. Par des mouvements brusques du globe le patient cherche à déplacer les opacités qui s'interposent entre son œil et l'objet visé. Le plus souvent, en effet, il se produit une éclaircie qui permet de mieux distinguer pendant quelques secondes.

Certains troubles du corps vitré présentent un caractère spécial, tels les troubles que l'on rencontre dans la chorio-rétinite spécifique. Au moindre mouvement un peu brusque que le malade imprime à son œil, il perçoit un fin nuage rappelant celui d'un jet de vapeur, d'un nuage composé d'une infinité de petites gouttelettes d'eau.

Les troubles du corps vitré sont facilement re-

connus à l'aide du miroir, de l'ophtalmoscope, avec
un faible éclairage. Armé de ce miroir le médecin
éclaire le fond de l'œil en se tenant à une faible distance du malade. Il recommande alors au patient
de porter alternativement son regard en haut, en
bas, en dedans, en dehors. Les opacités se déplacent d'autant plus vite que le corps vitré est plus
ramolli, et viennent pour ainsi dire défiler devant
l'œil observateur.

Traitement. — Le traitement varie selon la cause.
Les troubles que l'on rencontre chez les myopes
appellent l'attention sur la possibilité de l'éclosion
d'accidents graves. On recommandera dans ces cas
un repos absolu de la vision, on prescrira de la
révulsion locale (ventouses d'Heurteloup à la tempe)
et générale (purgations répétées) et une médication
altérante (frictions d'onguent napolitain sur le front
et à la tempe). Les opacités dépendantes des différentes formes de choroïdite et de chorio-rétinite,
sont justiciables du traitement propre à ces affections.

Ophtalmie sympathique.

L'on entend par ophtalmie sympathique tous les
troubles qui surviennent dans la nutrition ou la
fonction d'un œil sain, par suite d'une blessure ou
d'une lésion de l'autre œil.

Dans la majorité des cas, l'ophtalmie sympathique
se traduit sous forme d'irido-choroïde plastique ou
d'irido-choroïde séreuse de l'œil demeuré sain. Il faut
cependant considérer certains troubles de la vision,
sans lésions apparentes, tels que rétrécissement du

champ visuel, diminution de l'acuité et du pouvoir de l'accommodation, obscurcissement passager de la vue, comme étant d'ordre sympathique.

Étiologie. — Le plus souvent l'ophtalmie sympathique éclate sur l'œil sain à la suite d'un traumatisme accidentel ou chirurgical éprouvé par l'autre œil. Cependant le *retentissement* d'un œil sur l'autre se rencontre en dehors du traumatisme : perforation de la cornée avec hernie et enclavement ultérieur de l'iris; tumeurs intra-oculaires à la période glaucomateuse, yeux phtisiés et depuis longtemps atrophiés au point de ne laisser voir que de petits moignons. Le plus souvent dans ce dernier cas les membranes profondes ont subi la dégénérescence calcaire, une véritable ossification. Ces moignons sont ordinairement douloureux à la pression.

Symptômes. — L'histoire clinique de l'ophtalmie sympathique n'est autre que celle de l'irido-choroïdite; tantôt les phénomènes sympathiques sont très apparents dès le début (irido-choroïdite plastique) tantôt au contraire, mais plus rarement ils se présentent sous la forme d'irido-choroïdite séreuse.

A la suite d'un traumatisme ayant intéressé le plus souvent le corps ciliaire ou son voisinage immédiat ou déterminé une vaste section de la cornée avec cataracte traumatique, l'œil atteint présente des phénomènes inflammatoires suraigus.

Ces mêmes phénomènes se produisent du reste sans grande déchirure des membranes, mais alors que le corps vulnérant a pénétré et est demeuré dans le globe.

Au bout d'un certain temps (quelques jours,

quelques semaines, parfois des années); le malade éprouve sur l'œil sain des douleurs péri-orbitaires, de la photophobie, du larmoiement ; la conjonctive s'injecte, le cercle périkératique se forme, la chambre antérieure se trouble et l'iris décoloré se soude à la cristalloïde antérieure. Le globe est devenu douloureux à la pression au niveau de la région ciliaire. L'œil demeuré sain présente alors tous les phénomènes de l'irido-cyclite, de l'irido-choroïdite plastique, mais avec une marche rapide. Au début, alors que le champ pupillaire permet encore l'éclairage du fond de l'œil, on aperçoit des troubles, des flocons du corps vitré.

L'ophtalmie sympathique se traduisant sous forme d'irido-choroïdite séreuse, revêt une marche beaucoup plus insidieuse. Les troubles de la vision, peu marqués au début, deviennent de plus en plus apparents à mesure que les poussées se produisent du côté de la partie antérieure du tractus uvéal (cercle périkératique, synéchies, exsudats dans le champ pupillaire, etc). Un phénomène presque constant est la douleur provoquée par le toucher au niveau de la région ciliaire.

Les troubles sympathiques, caractérisés par un abaissement progressif de la vision, par un rétrécissement du champ visuel, etc., etc., ont aussi toute leur importance. Leur disparition ou leur atténuation sont sous la dépendance exclusive du traitement.

Pronostic. — Le pronostic de l'ophtalmie sympathique est toujours grave. Il est donc de toute nécessité d'éviter sa production et d'établir un traitement énergique dès le début de son apparition.

Traitement préventif. — Tout traumatisme du globe occasionnant des phénomènes persistants d'irido-choroïdite est susceptible de faire éclater l'ophtalmie sympathique sur l'œil demeuré sain. Les blessures du corps ciliaire, de l'iris, le séjour d'un corps vulnérant dans le globe, les cristallins luxés, jouant le rôle de corps étrangers, etc., doivent toujours faire craindre l'apparition de phénomènes sympathiques. Toutes les fois que le globe a subi un traumatisme et présente consécutivement des symptômes d'irido-choroïdite, il est indispensable, tout en traitant l'œil malade, d'exercer une surveillance minutieuse sur l'œil sain. Lorsque, par suite de la gravité des lésions, il ne reste aucune chance de conserver la vision, nous croyons qu'il peut être dangereux de remettre à une échéance plus ou moins longue le moment d'intervenir. Tout œil grièvement blessé, irrévocablement perdu, doit être énucléé séance tenante.

Tout œil blessé, quand la nature des lésions permet d'espérer la résolution du processus inflammatoire, et la conservation d'un certain degré de vision, doit être traité. Ce traitement ne saurait être continué si, malgré tout, l'œil demeure douloureux à la pression et que des poussées glaucomateuses apparaissent d'une façon intermittente. Il serait prudent, dans ces cas, de recourir à l'énucléation.

Tout œil qui contient un corps étranger doit être énucléé. Il faut se souvenir cependant que certains corps étrangers séjournent parfois longtemps dans le globe, sans donner lieu à une réaction bien apparente. Ces faits constituent l'exception.

Lorsque, malgré tout, l'ophtalmie sympathique a éclaté, la suppression immédiate de l'œil malade s'impose et l'on doit par tous les moyens essayer de sauver l'œil sympathisé.

Les frictions d'onguent napolitain (6 à 8 grammes le soir au moment du coucher), employées concurremment avec les injections de nitrate de pilocarpine (0,01 cent. en une injection le matin à jeun), nous ont donné de bons résultats. Quant aux injections sous-conjonctivales de sublimé, malgré leur réelle valeur, nous estimons que leur application doit être réservée aux spécialistes.

Le traitement local sera celui de l'iritis en général. Déplétions sanguines, collyre à l'atropine, etc.

Glaucome.

Le glaucome peut être envisagé comme une affection dépendante « d'une augmentation de la pression intra-oculaire », à laquelle il faut rapporter les différents symptômes qui caractérisent chaque variété de glaucome. Au point de vue clinique, on peut distinguer :

1º Un glaucome prodromique ;

2º Un glaucome aigu simple, glaucome foudroyant ;

3º Un glaucome chronique simple ;

4º Un glaucome chronique irritatif ;

5º Un glaucome secondaire se greffant sur une affection oculaire qu'il complique (phénomènes glaucomateux).

L'âge est une des causes du glaucome ; c'est

ordinairement entre 40 et 60 ans qu'apparaissent
les attaques, mais elles peuvent se produire dans
la jeunesse et l'adolescence.

L'hypermétropie, dans ses degrés élevés, prédis-
poserait au glaucome. Parmi les causes pouvant
déterminer une attaque de glaucome chez les personnes prédisposées, il faut ranger les congestions
de l'encéphale, les impressions, les émotions mora-
les vives, etc., l'instillation des mydriatiques.

Glaucome prodromique.

Le glaucome prodromique est considéré par nous
comme étant l'ensemble de phénomènes précurseurs
d'une attaque de glaucome aigu, ou, plus rarement,
de l'établissement d'un glaucome chronique. Les
symptômes de la période prodromique du glaucome
doivent être décrits dans un chapitre à part, de
façon à bien attirer sur eux l'attention. Leur con-
naissance permettra au praticien d'instituer dès le
début un traitement susceptible d'espacer les attaques, et le cas échéant, de pouvoir prévenir le malade
du danger dont sa vision se trouve menacée.

1° Un des premiers symptômes du glaucome prodromique est « la parésie de l'accommodation, qui se
traduit chez les presbytes par la nécessité d'augmenter, à de courts intervalles, le numéro de leurs
verres, et chez les gens qui n'ont pas atteint l'âge
de la presbytie, par la nécessité de porter des verres convexes.

2° Un second signe du glaucome prodromique,

est l'obscurcissement subit de la vision par des nuages de fumée d'un blanc jaunâtre. Le malade éprouve cette sensation le matin au réveil ou même dans la journée, sensation qui disparaît le plus souvent après une marche faite au grand air et en pleine lumière. La sensation est le plus souvent brusque et varie entre quelques secondes et une heure, parfois même davantage. Toutes les causes susceptibles de congestionner l'encéphale peuvent faire naître le phénomène, ainsi agissent les émotions, les exercices violents, les digestions difficiles.

3° Le symptôme le plus important, parce qu'il échappe rarement à l'observation du malade, est l'apparition de cercles, d'anneaux irisés entourant la flamme d'une bougie, d'une lampe, etc. Les malades observent surtout que le cercle le plus extérieur présente une coloration « rouge », tandis que la flamme de la bougie ou de la lampe, leur apparaît d'une intensité bien amoindrie, blanchâtre. Il ne faudrait pas confondre cette irisation avec celle qu'éprouvent les gens atteints de simple conjonctivite catarrhale, ou de blépharite chronique.

4° Durant les manifestations qui décèlent le glaucome prodromique, il est aisé de constater une augmentation de la tension intra-oculaire.

5° Assez souvent l'attaque glaucomateuse est accompagnée ou précédée de douleurs qui siègent au front, au maxillaire, en un mot, dans les branches du trijumeau.

Détermination de la tension oculaire. — Il existe plusieurs moyens pour constater l'augmentation de la tension intra-oculaire ; dans la pratique courante, on se sert du suivant, qui donne de bonnes indica-

tions : plaçant le médius, l'annulaire, l'auriculaire
sur le front dans le voisinage immédiat du sourcil,
on prie le malade de fermer les yeux sans effort et
de regarder en bas. Avec l'index de chaque main
placé à faible distance l'un de l'autre et alternativement, comme dans la recherche de la fluctuation,
on exerce sur le globe au-dessous de l'arcade sourcilière un certain nombre de pressions. A l'état
physiologique, l'œil présente une certaine élasticité
et une certaine fermeté. Lorsque la pression vient
à augmenter, l'élasticité disparaît peu à peu pour
ne laisser place qu'à de la dureté. Cette augmentation de tension s'exprime, selon a sensation éprouvée, par les formules $T+1$, $T+2$, $T+3$; $T+1$
exprimant la plus faible augmentation. Si les deux
yeux se trouvent pris en même temps et que l'augmentation de tension ne soit pas si élevée qu'on ne
puisse la méconnaître, on recherchera un terme de
comparaison sur soi-même, ou mieux, sur une autre
personne. Lorsqu'un seul œil est atteint, l'autre
doit servir de témoin.

Traitement. — Le traitement purement médical
donne dans le glaucome prodromique les meilleurs
résultats. En tout cas, il doit être seul employé lors
des premières attaques et lorsque celles-ci ne font
pas craindre par leur durée, leur intensité, une attaque de glaucome aigu, lorsqu'enfin l'acuité visuelle
se maintient dans de bonnes conditions.

Il faut d'abord recommander aux malades d'éviter
toute occupation émotive, les repas copieux, etc.
Pendant l'attaque, une promenade au grand air et
en pleine lumière. L'attaque passée, le malade devra

pendant quelque temps faire usage d'un collyre à la pilocarpine.

Nitrate ou chlorhydrate de pilocarpine . . .	0,05 centig.
Eau distillée.	10 gram.

Une goutte matin et soir, ou deux gouttes le soir au moment du coucher.

Le traitement médical doit être subordonné à l'état de la vision dont les modifications, tant soit peu sensibles, demandent un autre traitement : celui du glaucome aigu.

Glaucome aigu.

Le glaucome aigu est le plus souvent précédé des phénomènes prodromiques déjà décrits.

Le plus ordinairement pendant la nuit, le malade éprouve subitement des douleurs violentes, parfois intolérables, ayant pour siège le globe, le pourtour de l'orbite et s'irradiant dans toute la zone innervée par le trijumeau.

L'œil incriminé présente les symptômes apparents d'une ophtalmie aiguë, rougeur de la conjonctive, œdème de la paupière, larmoiement, etc., etc.

Symptômes objectifs — 1° Injection péri-kérati-que : L'injection est parfois intense avec cette particularité que quelques-uns des vaisseaux se montrent notablement augmentés de volume, offrant l'aspect variqueux. Dans quelques cas, il existe un œdème assez accentué de la conjonctive (chémosis) avec gonflement des paupières.

2° Phénomènes cornéens : La cornée terne, dépolie, présente l'aspect chagriné ; sur sa face posté-

rieure il existe souvent un semis de points grisâtres
en tout semblable à celui que l'on trouve dans l'iritis séreuse; si on touche cette membrane avec le
doigt ou un corps mousse, il est aisé de constater
que sa sensibilité si exquise à l'état normal a notablement diminué ou a même complètement disparu.

3° Phénomènes pupillaires : La pupille est en
semi-dilation tout en conservant une forme arrondie
ou légèrement ovalaire. Dans quelques cas, la dilatation pupillaire est telle que l'iris n'est plus représenté que par un petit liseré déjeté tout à la périphérie de la cornée. La pupille, dilatée et immobile,
n'obéit plus à ses excitants physiologiques ordinaires (lumière, accommodation).

Chambre antérieure. — L'iris décoloré est poussé
en avant en même temps que le cristallin. La profondeur de la chambre antérieure se trouve de ce
fait notablement diminuée. Dans certains cas, l'effacement de la chambre antérieure est tel que l'iris
et le cristallin semblent accolés à la face postérieure
de la cornée.

4° La coloration de la pupille, du champ pupillaire
varie selon les cas, mais offre le plus souvent un
aspect grisâtre, brumeux, dû aux troubles de la cornée et de l'humeur aqueuse.

5° Un symptôme très important du glaucome aigu
est l'augmentation de la tension intra-oculaire. Nous
avons vu (voir glaucome prodromique) comment on
doit rechercher et apprécier ce phénomène. Comme
il est rare que les deux yeux se prennent en même
temps, l'œil sain demeure le meilleur terme de
comparaison. La tension est parfois tellement augmentée, T + 3, que la sensation éprouvée rappelle

celle que donne le toucher d'un corps dur, d'une bille de billard à laquelle on la compare le plus souvent.

Symptômes fonctionnels et troubles généraux. — Indépendamment des douleurs déjà décrites, il existe de la photophobie, du larmoiement. L'acuité visuelle, notablement amoindrie, parfois réduite à la simple perception lumineuse quantitative, peut être complètement abolie dans les cas de glaucome foudroyant. Les troubles généraux ne sont pas constants, le malade présente des vomissements, de la fièvre, etc., etc. Fièvre, vomissements, douleurs crâniennes peuvent en imposer et faire confondre l'affection avec une attaque de migraine, de névralgie faciale, avec un embarras gastrique fébrile. L'erreur est malheureusement trop souvent commise.

Symptômes fournis par l'ophtalmoscope. — Il est parfois impossible, pendant l'attaque, de bien éclairer le fond de l'œil par suite des troubles de la cornée et du corps vitré. L'attaque terminée, on constate assez souvent des flocons dans le corps vitré, mais ce qui attire surtout l'attention, ce sont les changements survenus dans le volume des vaisseaux rétiniens. Les veines ont en effet presque doublé de volume et, au lieu de suivre leur trajet d'une façon continue, présentent de nombreuses flexuosités. Les artères par contre sont réduites, et il est souvent possible de percevoir qu'elles sont le siège de pulsations isochrones avec celles du pouls. Dans certains cas, le fond de l'œil est parsemé de petites hémorragies qui souvent précèdent l'attaque de glaucome aigu *(glaucome hémorragique).*

Marche, durée, pronostic. — Les attaques de

10

glaucome aigu ont une durée qui varie de quelques heures, quelques jours, à quelques semaines. Une fois les phénomènes décrits apaisés, l'œil reprend son aspect normal, mais il est le plus souvent facile de constater le passage de l'attaque. Le globe conserve une certaine dureté, l'iris n'obéit plus facilement aux différentes excitations (lumière, accommodation), l'acuité visuelle, selon la longueur ou l'intensité de l'attaque, se trouve plus ou moins réduite. Si on a l'occasion de prendre le champ visuel, celui-ci est toujours défectueux, le plus souvent rétréci du côté nasal.

Une première attaque de glaucome abolit rarement la vision ; mais bientôt, à une date qu'il est impossible de préciser, survient une seconde poussée qui, elle-même, est suivie à courte échéance, d'une troisième. A mesure que les poussées se renouvellent, leurs intervalles deviennent plus courts. La vision et le champ visuel diminuent après chaque accès.

Le glaucome aigu foudroyant compromet à jamais la vision, et souvent le globe lui-même ; de vastes hémorragies internes, des abcès, des ulcérations de la cornée suivies de perforations, amènent la phtisie du bulbe après des phases douloureuses produites par l'augmentation de tension qui, dans le cas particulier, est toujours considérable. Mais, règle générale, le pronostic est lié à la question du traitement.

Traitement. — Le traitement du glaucome aigu est médical et chirurgical.

Le traitement médical, tout comme le traitement chirurgical, tend à obtenir l'abaissement de la ten-

sion intra-oculaire. Parmi les substances susceptibles d'abaisser cette tension, il faut d'abord signaler celles qui ont une action directe sur la pupille
en la rétrécissant (myotiques). Ainsi agissent l'éserine et la pilocarpine. Les mydriatiques, au contraire (atropine) augmentent la tension en dilatant
la pupille, en refoulant l'iris à la périphérie, qui
vient ainsi obstruer les voies de filtration, en général peu perméables dans le glaucome. Le traitement
médical ne procure que des améliorations momen-
tanées, il doit cependant être presque seul employé
au moment de la crise.

Dès le début de l'attaque, on prescrira un des
collyres suivants :

    Sulfate d'ésérine . . . .   0,05 cent.
    Eau distillée. . . . .   10 gram.

Une goutte de quatre à six fois dans la journée,
ou :

    Nitrate ou chlorhydr. de pilocarpine . .   0,05 centig.
    Eau distillée . . . .   10 gram.

On prescrira en même temps le sulfate de quinine à l'intérieur, 2 sangsues à la tempe et un bain
de pieds sinapisé. Mais ce traitement ne procure
qu'une amélioration passagère et sur laquelle il ne
faut par conséquent pas compter.

Traitement chirurgical. — Tous les moyens susceptibles de produire un abaissement de tension en
évacuant une certaine quantité des liquides intra-
oculaires, humeur aqueuse, corps vitré, ont été
employés : tels la paracentèse et la ponction de la

sclérotique. L'effet de ces différentes interventions est momentané. La paracentèse pourra cependant être employée pendant l'attaque, alors que les autres interventions chirurgicales offriraient quelque danger. Mais l'opération de choix pendant cette même période est, sans contredit, *(l'opération de Badal ou arrachement du nasal externe)*. L'effet immédiat est de supprimer la douleur et de diminuer la longueur de la crise.

Les deux interventions chirurgicales susceptibles d'arrêter la marche du glaucome aigu, de le guérir, en un mot, sont en première ligne : l'iridectomie (de Græfe), et ensuite la sclérotomie (de Wecker). L'iridectomie ayant fait ses preuves depuis de longues années doit être considérée comme la méthode de choix. Cette opération offre d'autant plus de chances de succès qu'elle est pratiquée à une époque plus rapprochée du début du glaucome.

Il est dangereux de faire l'iridectomie pendant la période suraiguë du glaucome, alors que la cornée est trouble, le fond de l'œil inéclairable, la tension fortement augmentée. Il est prudent de chercher, pendant quelques jours avant l'opération, à abaisser la tension, à l'aide des instillations d'ésérine ou de pilocarpine.

Il nous reste à signaler un accident assez fréquent, c'est le développement du glaucome sur l'autre œil. Aussi est-il prudent, d'instiller sur l'œil sain 2 à 3 fois dans la journée 1 à 2 gouttes d'un collyre à l'ésérine ou à la pilocarpine.

Glaucome chronique irritatif.

Cette variété de glaucome succède à des attaques répétées de glaucome aigu, se montre dans le cours du glaucome chronique simple ou bien s'établit d'emblée. Comme dans toutes les formes de glaucome, les troubles sont dus à un excès de tension, mais dans le glaucome chronique irritatif cet excès semble devoir plus particulièrement s'exercer sur le segment antérieur de l'œil. C'est en effet cette portion du globe qui nous montre les symptômes les plus apparents de cette forme de glaucome.

Symptômes objectifs. — Les symptômes objectifs sont en somme ceux du glaucome aigu, avec l'exagération et la chronicité en plus.

1° *Injection péri-kératique.* — Sans être plus accentuée que dans le glaucome aigu, l'injection est composée d'un plus grand nombre de vaisseaux variqueux rampant sur une sclérotique dont la distension est souvent des plus évidentes. L'amincissement de la portion antérieure de la sclérotique n'est pas uniforme, du moins au début, de là ces taches, brunes, noirâtres, que l'on voit au voisinage de la cornée, et qui ne sont que des portions de la région ciliaire perçues par transparence, grâce à la distension et à l'amincissement de la membrane scléreuse.

2° La cornée est trouble, comme chagrinée ; sa sensibilité, toujours très émoussée, a le plus souvent complètement disparu.

3° L'iris, immobile, est moyennement dilaté, mais à mesure que les phénomènes de compression des nerfs augmentent, cette membrane se trouve réduite

10

à une simple bandelette déjetée à la périphérie de la chambre antérieure.

4° La chambre antérieure trouble est toujours notablement diminuée de profondeur, par suite de la propulsion du cristallin en avant. Ce trouble n'est pas si intense que l'on ne puisse apercevoir dans certains cas, de petites taches brunes disséminées sur la cristalloïde antérieure (anciennes synéchies), et généralement situées au voisinage presque immédiat du bord pupillaire.

5° Le cristallin présente une teinte gris sale, une teinte glauque, qui fait croire à son opacification. A l'éclairage oblique, cette teinte persiste, mais à l'éclairage ophtalmoscopique, elle disparaît, en permettant ainsi l'examen du fond de l'œil.

6° La tension oculaire, toujours augmentée, est facile à constater. C'est dans cette variété de glaucome que l'on trouve les plus grandes exagérations de tension, celle que nous avons comparée à la sensation donnée par une bille de marbre.

7° L'éclairage des milieux et du fond de l'œil fait percevoir des troubles du corps vitré, l'image des vaisseaux rétiniens signalée à propos du glaucome aigu, ou bien une excavation plus ou moins profonde du nerf optique.

Symptômes subjectifs. — Les douleurs péri-orbitaires, les douleurs glaucomateuses, parfois aussi intenses que celles du glaucome aigu, ne revêtent pas le type continu : elles sont le plus souvent intermittentes. Dans quelques cas de glaucome chronique irritatif, les douleurs peuvent totalement manquer, ou être si peu accentuées que le malade ne songe pas à les signaler.

Marche et pronostic. — La marche du glaucome chronique irritatif est régulièrement progressive et la cécité est la terminaison obligée de cette forme de glaucome, si un traitement hâtif ne vient, dès le début de l'affection, en enrayer la marche. Pour si heureuse que puisse être l'intervention, l'acuité visuelle se trouve toujours diminuée. Règle générale, cette diminution de l'acuité est en rapport direct avec le moment de l'intervention ; plus tôt on intervient et plus on a de chances de conserver une vision suffisante pour les besoins les plus usuels de la vie.

Traitement. — Le traitement médical ne saurait donner de résultat appréciable, l'iridectomie seule est susceptible d'enrayer la marche de l'affection.

Exécutée dans les meilleures conditions, pratiquée au début même des accidents, l'iridectomie ne saurait jamais rendre l'acuité perdue. Voilà un fait dont il est indispensable de toujours se souvenir, de façon à bien insister auprès du patient sur la nécessité absolue de l'opération avant que la vision ne soit par trop affaiblie. L'iridectomie maintient en général l'acuité constatée au moment de l'opération, très rarement elle l'améliore.

Après amendement ou guérison des phénomènes glaucomateux survenus à la suite de l'iridectomie, il est utile de recommander au malade d'instiller, tous les soirs, au moment du coucher et pendant fort longtemps, une goutte d'un collyre à l'ésérine ou à la pilocarpine.

Dans les cas de glaucome chronique irritatif avec perte absolue de la vision, augmentation exagérée de la tension (T + 3) et douleurs violentes, l'énucléation du globe demeure la seule intervention sus-

ceptible de soulager le malade. Nous conseillons
cependant, avant d'en arriver à une opération qu'ac-
ceptent difficilement le malade et son entourage, de
pratiquer l'arrachement du nasal externe (opération
de Badal). Depuis dix ans, nous avons pu, grâce à
cette opération, conserver nombre d'yeux glaucomateux destinés fatalement à être énucléés. La
sclérotomie postérieure donne également d'excellents résultats et offre le précieux avantage de pouvoir être souvent renouvelée.

Glaucome chronique.

De toutes les variétés de glaucome, le glaucome
chronique simple est celui qui peut être le plus
longtemps méconnu.

Dans le glaucome chronique simple, en effet,
l'attention ne se trouve nullement éveillée par ce
cortège de phénomènes objectifs et subjectifs que
nous observons dans le glaucome aigu ou dans le
glaucome chronique irritatif : le cercle péri-kératique n'existe pas, les douleurs manquent, la dilatation pupillaire est peu ou pas apparente, les troubles de la cornée ne se trahissent par aucun phénomène extérieur ; enfin l'augmentation de tension
elle-même, origine de l'affection, est souvent difficile, parfois impossible à constater par le toucher.

Symptômes. — *a).* La parésie de l'accommodation
est un des premiers symptômes du glaucome chronique. La vision de près devenant de plus en plus
difficile au fur et à mesure que l'affection progresse,
les malades changent à intervalles relativement très
rapprochés, le numéro de leurs verres.

b). La pupille a conservé les dimensions normales ou bien se trouve en semi-dilatation. L'appréciation des changements qu'elle peut avoir éprouvés ne se fait le plus souvent que par comparaison, et alors qu'un seul œil est atteint, sauf dans les cas où le glaucome chronique étant devenu « absolu », la dilatation est à son maximum.

c). Les troubles de transparence du côté de la cornée n'existent pas, seule la sensibilité de cette membrane se trouve quelque peu émoussée, et encore faut-il, pour bien apprécier le phénomène, qu'un seul œil soit atteint et que l'œil sain serve de témoin.

L'augmentation de pression, si aisément appréciable dans les autres variétés de glaucome, est le plus souvent très difficile à déterminer. Dans bien des cas, elle semble faire complètement défaut; dans d'autres, au contraire, elle se trouve tellement accentuée que la pression du globe donne au toucher la sensation d'un corps dur (bille de billard).

d). L'examen du champ visuel, à défaut de l'examen ophtalmoscopique, peut fournir d'excellents renseignements pour le diagnostic.

Le champ visuel des glaucomateux se trouve toujours rétréci pour le blanc, alors que le champ visuel pour les couleurs a conservé ses limites ou à peu près. L'acuité visuelle ne diminue pas toujours parallèlement avec le rétrécissement du champ visuel pour le blanc. Avec un rétrécissement très marqué, on peut constater des acuités de deux tiers ou même une acuité normale. « On ne rencontre jamais dans le glaucome, dit Wecker (et nous l'avons toujours constaté), de très larges champs visuels

pour le blanc avec une mauvaise acuité visuelle ».
Le champ visuel est ou concentriquement rétréci,
ou, et c'est le cas le plus fréquent, diminué du côté
nasal.

Tous les phénomènes que nous venons de décrire
se rencontrent *avec une parfaite transparence des
milieux*. Le champ pupillaire, ou pour mieux préciser, le cristallin, présente assez souvent une teinte
glauque qui pourrait en imposer pour un début de
cataracte. L'éclairage oblique, mais surtout l'éclairage du fond de l'œil à l'aide du miroir de l'ophtalmoscope, feront bien ressortir la parfaite transparence des milieux.

Le symptôme par excellence du glaucome chronique, est l'*excavation du nerf optique*.

En pratiquant l'examen du fond de l'œil à l'aide
de l'ophtalmoscope, on constate que la papille a été
pour ainsi dire repoussée en arrière, donnant l'impression d'une excavation dont les bords seraient
taillés à pic.

La différence de niveau entre la papille refoulée
et l'anneau sclérotical au niveau duquel elle se trouve
normalement, fait que les vaisseaux, qui à l'état normal rampent sans inflexion depuis la rétine, sur
laquelle ils sont étalés, jusqu'à leur lieu d'émergence, paraissent plonger dans une excavation dont
les bords, d'un diamètre plus étroit que celui des
parois, les oblige à faire un « crochet » avant de
disparaître. La papille est le plus souvent entourée
d'un anneau d'atrophie choroïdienne qui lui forme
pour ainsi dire une auréole (c'est le halo glaucomateux). L'anneau d'atrophie choroïdienne péri-papil-
laire n'est pas caractéristique du glaucome, il cons-

titue souvent une simple dégénérescence sénile, sans lésion du nerf optique.

Diagnostic. — Le diagnostic du glaucome chronique est le plus souvent facile à l'aide de l'ophtalmoscope, l'excavation glaucomateuse étant un symptôme caractéristique. Il ne faudrait cependant pas confondre l'excavation due au glaucome avec l'excavation consécutive à l'atrophie du nerf optique et avec l'excavation physiologique.

Nous avons décrit l'excavation glaucomateuse. L'excavation physiologique, le plus souvent située au centre de la papille ou dans son voisinage immédiat, présente cette particularité que, quelle que soit son étendue et sa situation, elle n'atteint jamais le bord sclérotical : une bande de tissu nerveux normal, très mince dans certains cas, la sépare toujours de l'anneau sclérotical.

L'excavation atrophique ne présente pas les bords plus étroits que les parois que nous avons vues dans l'excavation glaucomateuse. Les vaisseaux, au lieu de faire un crochet pour plonger dans l'excavation, suivent une pente régulière depuis les bords de la papille jusqu'au fond de cette excavation ; aussi est-il facile de les suivre depuis leur émergence jusqu'à leur étalement sur la rétine.

L'usage de l'ophtalmoscope n'est pas assez répandu pour que l'examen du fond de l'œil puisse toujours être fait avec fruit. Aussi devra-t-on soupçonner la présence du glaucome chronique, d'après les symptômes énoncés plus haut, abaissement graduel de la vision, accompagné parfois de sensation de cercles irisés, d'une augmentation de tension (?), avec conservation de la transparence des milieux de l'œil.

Beaucoup de glaucomateux sont considérés comme ayant des cataractes en voie de développement, et cela parce que leur vue baisse graduellement sans éveiller de douleur, parce que leur âge, la teinte spéciale de leur cristallin en imposent à un examen superficiel et font croire à une sclérose de la lentille. Le nombre des glaucomateux envoyés dans les cliniques pour être opérés de cataracte, est malheureusement trop grand. Les malades ne viennent sur le conseil de leur médecin, qu'une fois leur vision complètement abolie.

Traitement. — Le choix du traitement nous paraît subordonné à l'état de l'acuité visuelle. L'iridectomie, d'un effet si remarquable dans le glaucome aigu, ne donne pas de résultats bien brillants dans le glaucome chronique. Voici quelle est notre pratique journalière : En face d'un glaucome chronique bien avéré, mais laissant à l'individu une acuité de 1/2, 1/3 ou 1/4, nous procédons immédiatement à l'arrachement du nasal externe (opération de Badal) dont les effets ont eu bien souvent pour résultat le maintien de l'acuité. Au-dessous de 1/4 nous procédons à l'iridectomie, que nous pratiquons aussi large que possible. Dans le cas où le malade se refuserait à toute opération, on ordonnerait des instillations (matin et soir) d'un collyre à l'éserine ou mieux à la pilocarpine.

Glaucome secondaire.

Le glaucome secondaire ou consécutif doit être envisagé comme une complication d'un grand nombre d'affections oculaires.

1° Le glaucome secondaire ou mieux les accidents glaucomateux surviennent dans le cours de certaines kératites, surtout dans celles qui se compliquent d'une perforation avec enclavement de l'iris, dans les ulcères infectieux. Le mécanisme des accidents glaucomateux dans ces cas particuliers, s'explique assez aisément. La portion d'iris enclavée ou adhérente à la cornée, tiraille, irrite constamment les procès ciliaires, par suite, la choroïde. Le premier effet de cette irritation est d'amener une hyperhémie à laquelle ne tarde pas à succéder une inflammation de tout le tractus uvéal dont les produits déversés aux surfaces de l'iris et dans le corps vitré augmentent forcément la tension intra-oculaire. On dit alors que la kératite s'est compliquée d'iridochoroïdite avec phénomènes glaucomateux.

Dans les cas d'ulcère infectieux, les phénomènes glaucomateux sont dus à l'extension aux membranes profondes du processus infectieux d'abord localisé à la cornée.

La kératite interstitielle et panniforme dont les vaisseaux envahissent tout le limbe occasionnerait le glaucome secondaire, en obstruant ou plutôt en empêchant le déversement de la principale voie de filtration antérieure, le canal de Fontana.

2° Les iritis peuvent donner lieu aux phénomènes glaucomateux dans un grand nombre de circonstances dont la principale est, sans contredit, l'extension de l'inflammation aux parties postérieures du tractus uvéal (procès ciliaire, choroïde).

La soudure de tout le bord pupillaire et d'une partie plus ou moins étendue de la face postérieure de l'iris à la cristalloïde antérieure, en supprimant toute communication entre les deux chambres, empêche le liquide secrété par les procès ciliaires de venir s'écouler dans la chambre antérieure et d'être par conséquent évacué par la grande voie de filtration antérieure, presque toujours obstruée en pareil cas. L'augmentation de pression, les phénomènes glaucomateux s'expliquent aisément dans ce cas particulier.

3° Les luxations, les blessures du cristallin avec large déchirure de la cristalloïde donnent lieu, par irritation de voisinage, à l'inflammation du tractus uvéal avec phénomènes glaucomateux.

4° Parmi les affections de la choroïde, les néoplasmes, surtout ceux de la région ciliaire, provoquent, à un moment de leur évolution, une augmentation sensible de la pression intra-oculaire, bientôt suivie de tous les phénomènes du glaucome aigu.

MALADIES DU CRISTALLIN

Cataracte.

Le cristallin se compose d'une lentille constituée par les fibres cristalliniennes recouvertes en avant d'un épithélium et par une enveloppe nommée sac ou capsule. A l'état normal, ces deux parties sont absolument transparentes.

Toute opacification de l'un de ces organes, quel qu'en soit le siège, prend le nom de cataracte.

Le cristallin se nourrit par osmose aux dépens de la lymphe qui l'entoure ; tout trouble dans la production ou la composition de ce liquide peut amener une nutrition défectueuse du cristallin qui perd sa transparence.

La cause la plus fréquente est l'artériosclérose résultant de l'âge qui produit la cataracte dite « *sénile* ».

Les affections intra-oculaires telles que les iridochoroïdites, rétino-choroïdites, décollements de la rétine donnent également lieu à des cataractes dénommées en raison même de leur origine: *cataractes choroïdiennes*. Les processus glaucomateux produisent les *cataractes glaucomateuses*.

Il est très important de pouvoir diagnostiquer ces dernières variétés à cause du pronostic et de la réserve sur laquelle doit se tenir l'opérateur ; nous verrons comment on y arrive facilement.

D'autres cataractes peuvent résulter, non plus d'une altération des vaisseaux ou des liquides intraoculaires seuls, mais d'une altération même du sang, telles sont les cataractes *diabétiques*, *albuminuriques*, *cachectiques*, etc., etc.

Enfin une variété de cataracte est *celle dite traumatique* ou primitive qui résulte de l'opacification des masses cristalliniennes au contact de l'humeur aqueuse.

L'hérédité joue un grand rôle dans l'étiologie de la cataracte. Mais nous n'avons pas ici à nous y étendre.

Au point de vue de leur apparition, elles sont

congénitales ou *acquises*. Les dernières sont de beaucoup les plus fréquentes ; nous les étudierons d'abord.

Il est bien difficile de donner des cataractes une classification qui soit complète et exempte de reproches. Nous nous bornerons ici à les résumer d'une façon aussi claire que possible, de façon à faire saisir certains types cliniques.

Cataractes acquises.

Rares chez l'enfant et chez l'adulte, elles sont beaucoup plus fréquentes chez le vieillard. En raison de leur époque d'apparition, on pourra les dénommer :

Cataractes *infantiles*.

— *juvéniles*.

— *séniles*.

Toute cataracte complète avant l'âge de 50 ans pourra être considérée comme *juvénile* et devra faire soupçonner une lésion de l'œil atteint, ou une affection générale (diabète, albuminurie, etc.)

Suivant que l'opacification du cristallin occupe la lentille, la capsule ou les deux à la fois, on a créé des catégories de :

1° Cataractes lenticulaires.

2° — capsulaires.

3° — capsulo-lenticulaires.

Cette division est admise partout ; nous la croyons sujette à bien des défauts, mais nous l'adopterons néanmoins pour nous conformer à l'usage des traités ordinaires.

Cataractes lenticulaires. — 1° L'opacification commence très souvent dans la cataracte sénile par la perte de transparence du noyau qui prend une teinte ambrée spéciale, puis l'opacification gagne peu à peu la périphérie jusqu'à la capsule.

Cette variété si commune est la *cataracte nucléolaire*, c'est la vraie cataracte sénile, produit de l'artério-sclérose.

Ces cataractes à teinte ambrée sont dites, en raison de leur consistance, *dures.* Parfois, autour du noyau dur, se trouvent des masses blanchâtres qui sont beaucoup plus molles et constituent une espèce de purée. Ces cataractes sont *demi-dures* ou *demi-molles.*

A mesure que la cataracte gagne la périphérie, *d'incomplète* elle devient de plus en plus *complète;* elle l'est lorsque toutes les fibres cristalliniennes sont opacifiées. C'est le meilleur moment pour opérer; les cataractes une fois complètes, surtout les *demi-molles,* subissent des changements importants qu'il est utile de connaître, puisqu'ils ont servi à créer des espèces particulières : « *Les cataractes régressives* ».

Les masses périphériques, déjà molles, se liquéfient. Le contenu du sac est dès lors composé de deux éléments : une masse liquide blanchâtre parfois lactée et un noyau plus ou moins ambré, plus ou moins volumineux qui diminue de plus en plus. C'est cette cataracte qui se nomme la « *cataracte de Morgagni* ». Si le noyau disparaît complètement, ce qui peut fort bien arriver, la cataracte s'est transformée en *cataracte liquide.*

Une pareille transformation des cataractes com-

plètes constitue le stade de régression. Mais ce
n'est pas tout, le contenu liquide se transforme aussi,
l'opacification gagne en général la capsule, qui se
ratatine, le cristallin s'aplatit et est parfois réduit
à un sac capsulaire opaque renfermant des sédi-
ments, des sels siliqueux, calcaires, d'où les variétés de cataractes *discoïdes*, *sédimentaires*, *siliqueu-*
ses, *calcaires*. On a même vu des productions
osseuses.

Cette cataracte *régressive* ne soutenant plus l'iris
comme le fait le cristallin normal, va et vient, donnant lieu à de *l'iridodonésis* ou tremblement de
l'iris; parfois la zonule de Zinn qui la soutient se
rupture en partie ou en totalité, la cataracte est dite
branlante. Enfin, elle peut se luxer complètement,
soit dans le corps vitré, soit dans la chambre antérieure.

Lorsque le noyau ne présente pas une dureté
manifeste et qu'il est constitué par des masses mol-
lasses analogues à celles de la périphérie, on a affaire
à des *cataractes molles*.

Elles sont, en général l'apanage des jeunes gens
ou des adultes et constituent la grande majorité des
cataractes juvéniles.

Comme les autres, elles peuvent devenir absolument *liquides* et d'apparence *laiteuse*, nom qu'on
leur donne parfois.

2° La deuxième variété de la *cataracte lenticu-*
laire est celle dans laquelle l'opacification débute
par la périphérie : ce sont les *cataractes corti-*
cales.

Le plus souvent, il s'agit de stries qui partent de
la périphérie et s'en vont vers le centre resté trans-

parent. Ces stries, distribuées plus ou moins régulièrement comme les rayons d'une roue, ont fait dénommer cette variété *cataractes striées*.

On peut rencontrer ces stries soit dans les régions équatoriales, soit dans les régions polaires antérieure ou postérieure.

Cette variété de cataracte corticale qui est surtout fréquente chez les jeunes personnes se rencontre aussi chez le vieillard. Elle se complète en allant de la périphérie au centre, et, au point de vue de la consistance, est toujours *demi-molle, molle* ou *liquide* suivant les changements chimiques qui s'y sont opérés.

La *cataracte corticale postérieure* se rencontre aussi fréquemment à la période terminale de la rétinite pigmentaire.

Cataractes capsulaires. — Dans cette variété, on comprend les cataractes limitées à la cristalloïde ou à la couche épithéliale sous-jacente. Histologiquement, il est rare de rencontrer des lésions de la cristalloïde. Dans plusieurs examens de cataractes dites *capsulaires*, au point de vue clinique, nous avons toujours trouvé la cristalloïde intacte. C'étaient les couches périphériques du cristallin qui étaient altérées. La cristalloïde se plisse, se ratatine plus ou moins; mais, en dehors des traumatismes, elle est bien rarement malade.

Il faut avoir soin aussi de distinguer des cataractes capsulaires les *fausses cataractes* ou cataractes pseudo-membraneuses, qui sont dues à des exsudats plastiques, à des dépôts d'uvée sur la cristalloïde antérieure, résultats d'une iritis, d'une irido-choroïdite anciennes. Dans ces cas, l'éclairage oblique nous permettra de faire un diagnostic facile de la localisation de l'opacité.

Les cataractes capsulaires se montrent souvent à la suite de traumatisme; un morceau de fer, d'acier pénétrant dans l'œil déchire la cristalloïde. Si la déchirure est assez vaste, on voit les masses cristal-liniennes faire hernie dans la chambre antérieure et se cataracter en s'imbibant d'humeur aqueuse. Si la plaie n'est pas large, elle peut se cicatriser fort bien, l'opacification du cristallin rester limitée à la plaie; il en résultera une cataracte capsulaire.

On voit fréquemment, à la suite de choroïdites, d'irido-choroïdites, la cataracte capsulaire évoluer.

Cette lésion peut être aussi congénitale et se trouve en général localisée à un des pôles de la lentille. *Cataracte polaire antérieure, cataracte polaire postérieure.* — Ce sont des cataractes qui ne se complètent jamais.

Les ophtalmies purulentes, les kératites ulcéreuses suivies de perforations de la cornée donnent lieu à des opacifications des couches corticales du cristallin, dans la portion qui a été au contact de l'ouverture de la perforation.

Quelquefois même, des adhérences s'établissent entre la cristalloïde et la perforation, et, quand le cristallin est refoulé en arrière par l'humeur aqueuse, la cristalloïde s'étire sous forme de pyramide dont le sommet est dirigé vers la cornée. C'est ce qu'on appelle une *cataracte pyramidale*, qu'on rencontre aussi parmi les cataractes congénitales.

Il est bien rare que la capsule soit seule opacifiée dans tous ces cas, avons-nous dit, il est même douteux qu'il en soit ainsi. *Les cataractes dites capsulai-*

res sont presque toujours capsulo-lenticulaires, et nous pensons qu'on pourrait, sans aucun inconvénient, faire disparaître cette catégorie, car, en admettant même que la capsule soit altérée, ce qui est loin d'être démontré, les couches sous-capsulaires sont toujours atteintes.

Cataractes capsulo-lenticulaires. — Les cataractes séniles, en se complétant, deviennent capsulaires. Elles présentent alors des *points blancs nacrés*, qui indiquent que les couches périphériques sont prises; ce sont des signes qu'un œil exercé reconnaît vite et qui ont une grande importance au point de vue du traitement.

Les cataractes qui sont constamment capsulo-lenticulaires sont par excellence les « *cataractes traumatiques* ».

Les cataractes que nous classons ici, mériteraient à elles seules un chapitre à part en raison de leur pathogénie, de leur évolution et de leur traitement. Nous sommes malheureusement tenus de restreindre notre cadre.

Les *cataractes traumatiques*, peuvent se montrer sans que la cristalloïde soit déchirée; à la suite de simples commotions, contusions du globe. Mais le plus souvent, il n'en est pas ainsi. Il s'agit d'une plaie pénétrante de l'œil par un coup de couteau, de ciseaux, de plumes chez les écoliers, d'acier, de fonte, d'éclats de fer chez les ouvriers. L'agent vulnérant, après avoir sectionné la cornée, traverse la chambre antérieure et déchire la cristalloïde, puis peut continuer sa route pour s'arrêter dans l'œil ou dans l'orbite. Les lèvres de la cristalloïde, qui est très élastique, s'écartent et les fibres cristalliniennes, mises au contact de l'humeur aqueuse, se gonflent, s'opacifient, font saillie dans la chambre antérieure ou sortent même au dehors si la plaie cornéenne le permet, en repoussant devant elles l'iris qui s'enclave.

Il se produit, à la suite, des accidents *glaucomateux* et de *l'irido-cyclite*. Si le sujet est jeune, les masses peuvent se résorber presque complètement, mais il restera souvent dans le champ pupillaire la cristalloïde à laquelle sont accolées des masses opaques plus ou moins volumineuses qui constituent une *cataracte secondaire capsulo-lenticulaire*, le plus souvent intimement unie à l'iris par des exsudats produits au moment de l'irido-cyclite traumatique.

Si le sujet est âgé, la résorption des masses est difficile, toujours incomplète et la « *cataracte capsulo-lenticulaire* » bien plus épaisse.

Les cataractes dites « *secondaires* » sont aussi des variétés capsulo-lenticulaires. Après une opération de cataracte incomplète ou après un nettoyage défectueux, il reste dans l'œil des masses invisibles à cause de leur non opacification au moment de l'opération ; le malade y voit fort bien après l'extraction. On fait le pansement, et, en enlevant le bandeau, on est étonné de voir le champ pupillaire opaque : Il s'est produit ce qu'on voit lors des traumatismes, les masses cristalliniennes transparentes se sont opacifiées au contact de l'humeur aqueuse et ont donné lieu à une « *cataracte secondaire* ».

Cataractes congénitales.

Les cataractes congénitales comprennent plusieurs variétés. L'opacification peut comprendre la lentille, la capsule ou les deux et on pourrait tout d'abord les diviser comme les autres en : *lenticulaires, capsulaires* et *capsulo-lenticulaires*. Mais, comme nous l'avons déjà dit, les cataractes capsulaires sont toujours capsulo-lenticulaires, ces deux classes suffisent pour grouper toutes les catégories.

Les cataractes *lenticulaires* comprennent les variétés *zonulaire, nucléolaire, complète*.

La cataracte *zonulaire* est assez fréquente. L'hérédité est un de ses grands facteurs. L'un de nous a publié un cas recueilli dans le service de M. le professeur Badal où six générations consécutives en avaient été atteintes.

La cataracte *zonulaire* ou *stratifiée* est constituée par la superposition de couches opacifiées et de couches transparentes. Le noyau transparent est entouré d'une couche opaque, puis d'une couche transparente.

Elle se complète parfois; mais, le plus souvent, elle reste stationnaire.

La cataracte *nucléolaire* est limitée à l'opacification du noyau, les couches périphériques restant toujours transparentes; presque toujours double comme les cataractes zonulaires elle est justiciable des mêmes interventions que nous étudierons; comme elle aussi, elle peut se compléter ou rester stationnaire.

Les cataractes complètes ou totales sont le plus souvent très molles, parfois constituées par un contenu liquide, renfermant un noyau, comme les cataractes de Morgagni des vieillards. Elles peuvent aussi être demi-dures et constituées par un noyau plus ou moins volumineux entouré de masses molles. Ces cataractes subissent parfois le stade régressif; le contenu se résorbe peu à peu, la capsule s'opacifie et on observe, comme nous l'avons vu plus haut, des cataractes *arido-siliqueuses*, crétacées, où les deux feuillets de la cristalloïde sont presque accolés, renfermant une masse plus ou moins dure.

Les cataractes *capsulo-lenticulaires* sont le plus souvent limitées aux deux pôles ; *polaires antérieures* et *polaires postérieures*, les cataractes se complètent bien rarement et peuvent persister indéfiniment. Les polaires postérieures se montrent surtout dans la rétinite pigmentaire et la persistance de l'artère hyaloïde. Les cataractes *polaires antérieures* peuvent parfois faire saillie dans la chambre antérieure, affecter une forme plus ou moins conique qui peut parfois se prolonger jusqu'à la cornée ou y être reliée par des adhérences. Il s'agit, dans ce cas, de cataractes *pyramidales* consécutives à des kératites ulcéreuses suivies de perforation chez l'embryon ou peut-être, *ce nous semble*, de la persistance du pédicule de la vésicule cristalline.

En résumé, on peut diviser les cataractes, au point de vue de leur date d'apparition, en deux catégories :

1° Cataractes congénitales.

2° Cataractes acquises.

Les cataractes *acquises*, de beaucoup les plus fréquentes, sont dites, suivant l'âge des sujets qui les portent :

1° Infantiles ;
2° Juvéniles jusqu'à 50 ans ;
3° Séniles.

Suivant leur cause d'apparition :

Séniles (artériosclérose).

Dyscrasiques (albuminurie, diabète).

Choroïdiennes (irido-choroïdites, décollements rétiniens).

Glaucomateuses (glaucome, tumeur intraoculaire).

Traumatiques.

Secondaires.

Suivant leur consistance :

Dures.

Demi-dures.

Morgagnienne.

Liquide, laiteuse.

Régressives.

Suivant le siège des opacifications de leur forme et leur degré :

Lenticulaires	*nucléolaire* (complète ou incomplète).	
	corticale	striée.
		ponctuée.
		disséminée.

Capsulo-lenticulaires	polaire antérieure, pyramidale.
	polaire postérieure.
	totale.

Les cataractes congénitales renferment de même :

1° *Lenticu-laires.*	zonulaire ou stratifiée	liquide, laiteuse.
	nucléolaire	molle.
	complète	demi-dure, régressive.

| 2° *Capsulo-lenticulaire* | polaire antérieure, pyramidale. |
| | polaire postérieure. |

SYMPTOMATOLOGIE. — Il semble tout d'abord que le diagnostic d'une cataracte soit bien simple et qu'il soit très facile de reconnaître l'opacification du cristallin. Ceux qui fréquentent d'une façon suivie des cliniques ophtalmologiques, peuvent cependant se rendre compte combien souvent ce diagnostic est porté à tort, et combien de praticiens se sont laissés surprendre par un reflet que présentent presque tous les cristallins des vieillards.

Au début, le diagnostic, sans être difficile, demande une recherche minutieuse. Il ne faut jamais, en pareil cas, se fier à l'examen à la lumière naturelle; l'éclairage oblique et l'examen ophtalmoscopique seuls doivent trancher la question.

Les symptômes que présentent les cataractes sont *fonctionnels* et *physiques*.

Le cataracté s'aperçoit parfois qu'il est devenu *presbyte* très rapidement. Cette presbyopie rapide est due à la perte d'élasticité du cristallin, qui ne répond plus aux contractions énergiques du muscle ciliaire.

La diplopie ou polyopie monoculaire est un symptôme assez fréquent au début de la formation de la cataracte si l'œil n'est pas emmétrope. Dans les cas où la cataracte est centrale, le même objet envoie en effet des rayons lumineux qui sont décomposés en faisceaux qui viennent frapper la rétine en des points différents et donnent ainsi deux images, au lieu d'une, comme cela se produirait dans l'emmétropie.

Le cataracté accuse la sensation de mouches volantes qui vont et viennent lorsqu'il remue les yeux et restent fixes au contraire quand il les conservo immobiles. C'est l'ombre produite sur leur rétine par les opacités cristalliniennes qui change de place à chaque mouvement de l'œil.

Enfin, ils accusent surtout la sensation d'un brouillard et un *affaiblissement notable de l'acuité visuelle* qui va en diminuant, à tel point que le malade atteint de cataracte double complète est absolument incapable de se conduire et distingue à peine les mouvements de la main devant ses yeux.

Les cataractés fuient la grande lumière, recherchent le demi jour, marchent à cet effet la tête baissée, les sourcils froncés ; il est souvent très facile, pour un observateur un peu exercé, de faire le diagnostic de la maladie rien qu'à la démarche du patient.

A la lumière ordinaire, on s'aperçoit le plus souvent que la pupille a perdu sa coloration noire, qu'elle laisse entrevoir une opacité grisâtre, brunâtre, parfois blanche, suivant la nature et la consistance de la cataracte. Mais il n'est guère possible de s'apercevoir que des cataractes centrales ou assez étendues.

Lorsque la cataracte est périphérique ou siège dans les couches profondes du cristallin, il ne peut rien voir avec pareil mode d'exploration.

Suivant que la cataracte est plus ou moins complète, l'opacité est plus ou moins éloignée de l'iris et *l'ombre portée de l'iris* sur ce noyau est plus ou moins considérable.

En pratiquant l'éclairage ophtalmoscopique d'un œil cataracté, il peut arriver deux choses : ou bien i'œil est inéclairable, c'est qu'alors la cataracte est complète ou masque complètement l'orifice pupillaire, ou bien on aperçoit, sur le fond éclairé en rouge, des opacités qui se détachent en noir. Elles sont étoilées, disséminées, arrondies, irrégulières, centrales, périphériques suivant les variétés de cataracte.

L'éclairage oblique nous renseignera ensuite sur leur situation exacte, leur véritable forme, leur consistance.

Les cataractes laiteuses, blanchâtres, grisâtres, à teinte uniforme, sont liquides; les masses grisâtres à reflets nacrés offrent la consistance d'une sorte de purée, celles qui offrent des stries petites en rang bien serrés avec une coloration ambrée, sont dures; parfois même, on peut en rencontrer de noires. Les plaques brillantes et blanches qu'on observe dans les couches les plus superficielles indiquent qu'il s'agit d'une variété capsulo-lenticulaire.

On recherchera avec soin s'il n'existe pas de tremblement de l'iris, de luxation du cristallin. Toutes ces recherches seront facilitées par l'instillation d'un collyre à l'atropine qui dilatera largement l'orifice pupillaire.

DIAGNOSTIC. — Quand on aura pratiqué avec soin l'éclairage oblique et l'examen ophtalmoscopique, on n'aura pas à hésiter pour porter le diagnostic de cataracte.

Mais il arrive le plus souvent que le médecin se borne à un examen à l'éclairage solaire et on a à déplorer des erreurs grossières de diagnostic.

L'erreur la plus fréquente est celle qui consiste à confondre le *glaucome chronique simple* avec la cataracte. Le médecin consulté diagnostique un début de cataracte et conseille à son malade d'attendre pour avoir recours à un oculiste. Des années se passent et le malade se présente avec une atrophie complète des nerfs optiques. Il est absolument aveugle sans aucun recours.

Il est pourtant assez facile de faire le diagnostic.

Les glaucomateux offrent tout d'abord un *abaissement de l'acuité visuelle*, qui ne semble pas en rapport avec le trouble du cristallin. Ils marchent la tête haute, cherchant la lumière au lieu de la fuir.

La chambre antérieure est le plus souvent diminuée. L'iris ne réagit plus ou réagit mal à la lumière. La pupille, plus ou moins dilatée, éveille l'attention.

La tension intra-oculaire est augmentée. Enfin l'examen du fond de l'œil permet d'apercevoir l'excavation caractéristique.

Ce diagnostic doit être fait de bonne heure. Un élève de la clinique de M. le professeur Badal a, en effet, démontré que la plus grande cause de cécité était le glaucome et il importe à tout prix d'éviter de pareilles erreurs par un examen attentif.

On ne confondra pas non plus la cataracte avec les dépôts de la cristalloïde ou *fausses cataractes*, restes d'une iritis ancienne ou d'une membrane pupillaire persistante. L'éclairage oblique permettra de trancher la question.

Le diagnostic de cataracte posé, il est nécessaire d'en déterminer la cause. On recherchera avec soin l'albumine, le sucre dans l'urine.

Il est extrêmement important de savoir si l'on a affaire à une cataracte choroïdienne, glaucomateuse qui est *inopérable* ou à une *cataracte opérable*.

En effet, l'opération n'est justifiée, pour rétablir la vision, que si les membranes profondes de l'œil sont saines.

Si les cataractes sont incomplètes et permettent l'exploration du fond de l'œil, on pourra rechercher facilement s'il existe une excavation de la papille, une atrophie du nerf optique, un décollement rétinien, de la rétino-choroïdite, etc.

Mais quand on ne peut arriver à explorer le fond de l'œil, il y a deux choses extrêmement importantes à examiner :

1° La réaction de la pupille ;

2° Le tonus de l'œil.

Avec une cataracte complète, le fond de l'œil est toujours suffisamment impressionné pour que l'iris réagisse rapidement et fortement à la lumière. *Tout iris paresseux ou inactif devra éveiller l'attention* et permettre d'émettre des doutes sur l'état du fond de l'œil.

Les yeux atteints de décollement rétinien, de troubles du corps vitré sont mous, les yeux glaucomateux sont durs : il est donc extrêmement important de rechercher la tension. Car en opérant un œil glaucomateux, on s'expose à l'expulsion du corps vitré par une hémorrhagie choroïdienne fatale.

On insiste, dans les traités, sur la recherche des *phosphènes* comme symptôme de l'intégrité du fond de l'œil. Il faut pour y avoir recours, procéder sur des personnes intelligentes qui soient capables de bien analyser leurs phénomènes visuels, ce qui est rare.

A quelle variété de cataracte a-t-on affaire ?

Est-elle lenticulaire, capsulaire, capsulo-lenticu-laire?

Complète ou *incomplète ?* Pour s'assurer de l'opacification totale du cristallin, il est bon d'instiller un collyre à l'atropine pour bien explorer les régions équatoriales et il faut absolument pratiquer l'éclairage oblique de façon à voir si les couches périphériques sont opacifiées et s'il n'existe plus d' « *ombre portée* » de l'iris sur le cristallin.

Enfin on devra aussi, autant que possible, porter le diagnostic de la *consistance*, afin de faire une plaie en conséquence et choisir tel ou tel procédé d'intervention.

TRAITEMENT. — Le traitement de la cataracte est évidemment un traitement chirurgical. Il faut faire disparaître de l'orifice pupillaire l'écran qui empêche la rétine de recevoir les images des objets extérieurs. Il faut, ou bien faire un trou à travers cette opacité, ou bien l'enlever.

Autrefois on avait recours à des méthodes absolument abandonnées qui étaient l'*abaissement* et la *réclinaison*.

L'*abaissement* consiste à pénétrer à travers la cornée et la chambre antérieure jusque dans le cristallin avec une aiguille et à luxer le cristallin dans le corps vitré, de haut en bas.

Dans la *réclinaison*, on le luxait aussi dans le corps vitré, mais en le faisant basculer autour d'une de ses insertions ciliaires, d'avant en arrière et de haut en bas.

Ces méthodes, absolument déplorables à tous les points de vue, donnent lieu à des accidents glaucomateux occasionnés par la présence de la cataracte dans le vitré où elle joue le rôle d'un corps étranger. (La perte de l'œil en est la conséquence.)

Toutes ces méthodes ont été abandonnées aujourd'hui et il ne reste plus guère que trois procédés employés :

1° L'aspiration ;

2° La discision ;

3° L'extraction.

Aspiration. — Cette méthode, préconisée par certains auteurs, est complètement abandonnée par d'autres. En tout cas, elle est impraticable toutes les fois qu'il existe un noyau, ce qui est presque toujours le cas. On ne peut y avoir recours que dans les cataractes liquides, laiteuses des enfants et dans certaines cataractes traumatiques. Mais pour peu qu'il reste des masses ayant une certaine consistance, adhérentes à la capsule, on doit la rejeter parce qu'il faudra pratiquer l'extraction pour celles-ci.

Pour l'aspiration, on se sert d'une seringue modifiée à cet effet, dont on introduit le bec dans la chambre antérieure après une incision suffisante de la cornée.

Discision. — La *discision* s'emploie dans deux cas bien différents :

1° Elle a pour but, en déchirant la cristalloïde, de permettre la résorption de la cataracte ;

2° Elle a pour but de créer une ouverture à travers une cataracte secondaire capsulo-lenticulaire.

Dans le premier cas, elle ne peut être employée que chez les enfants, car plus tard les masses cristalliniennes se résorbent bien difficilement. Souvent même chez les enfants elles ne disparaissent pas et on est obligé d'avoir recours à l'extraction. On peut y avoir recours cependant, car on ne fait qu'une ponction cornéenne et on ne risque pas grand'chose; plus tard, on sera toujours à même d'employer une méthode préférable.

Le manuel opératoire est simple; il consiste à enfoncer à travers la cornée une aiguille lancéolaire à arrêt et à déchirer la cristalloïde antérieure.

Les masses cristalliniennes font hernie dans la chambre antérieure, donnent lieu à un peu de réaction, à la production de quelques symptômes glaucomateux.

Si la résorbtion ne paraît pas suffisante, on peut la pratiquer une autre fois.

Quand il s'agit de cataractes secondaires, il faut déchirer la masse capsulo-lenticulaire et par conséquent pénétrer dans le corps vitré. Si une aiguille ne suffit pas, on peut faire la *discision à deux aiguilles* ou *dilacération*.

On peut ainsi se créer plus facilement une ouverture, sans tirailler trop le cercle ciliaire.

Au lieu de l'aiguille, nous croyons qu'il est préférable de se servir d'une petite serpette qui tranche facilement et nettement les toiles pupillaires.

Enfin si la discision est difficile ou insuffisante, on pratiquera l'extraction.

Extraction. — C'est la méthode de choix, *celle qui est applicable dans tous les cas* et qui permet un traitement radical.

On distingue l'*extraction linéaire* et l'*extraction à lambeau*. Aujourd'hui qu'on a abandonné la méthode de l'extraction linéaire de Von Græfe, nous ne comprenons guère cette classification, puisqu'il y a toujours un lambeau cornéen; la dimension seule varie.

Extraction linéaire. — De l'extraction linéaire de von Græfe, il nous est resté ce qu'il y a de meilleur : l'iridectomie.

De l'opération de Daviel, il nous est resté le meilleur : le grand lambeau scléro-cornéen dont on a réduit les dimensions.

C'est en combinant ces deux méthodes qu'on est arrivé à faire l'extraction actuelle qui nous paraît la meilleure : l'extraction avec iridectomie dont nous parlerons.

Nous devons pourtant signaler *l'extraction dite linéaire*, qui est simplement une large paracentèse de la cornée, ayant pour but de permettre l'issue des masses cataractées.

Elle n'est possible qu'avec des cataractes molles, ou liquides et *dans la plupart* des *cataractes traumatiques*.

On peut se servir pour cela d'un large couteau lancéolaire qu'on enfonce au niveau du limbe de façon à faire une plaie de 5 à 6 millimètres par où sort la cataracte.

Au lieu du couteau lancéolaire, on peut employer le couteau de von Græfe. La ponction et la contre-ponction étant très rapprochées, la plaie peut être considérée comme presque linéaire.

Mais dans les cataractes dures, demi dures ou molles, cette plaie est beaucoup trop petite et on doit pratiquer une section de la cornée sur une étendue plus considérable. C'est là ce qui constitue la méthode de l'*extraction à lambeau.*

Extraction à lambeau. — Le lambeau que l'on taille dans la cornée pour l'extraction du cristallin cataracté varie suivant les auteurs; mais à l'heure actuelle, c'est le lambeau supérieur qui est admis par tout le monde parce qu'il est recouvert par la paupière supérieure et parce qu'il est éloigné du lac lacrymal, riche en microbes.

L'extraction à lambeau est dite *simple* lorsqu'elle est faite sans iridectomie; elle est dite *combinée*, lorsqu'elle est précédée de l'iridectomie.

L'extraction sans iridectomie, qui est en somme la méthode de Daviel modifiée, présente à l'heure actuelle de nombreux partisans et serait appelée à détrôner l'extraction avec iridectomie. Malheureusement les manœuvres opératoires de certains *des promoteurs de la méthode ne concordent guère avec leurs paroles* et *bien souvent ils ont recours à l'iridectomie*. Ce n'est pas dans un manuel comme celui-ci qu'on peut discuter cette question si importante, il nous suffira d'en résumer les parties les plus saillantes.

L'extraction *sans iridectomie* s'accompagne assez souvent de deux accidents redoutables et regrettables, puisqu'on peut les éviter.

1° *L'enclavement et la hernie de l'iris.*

2° *La cataracte secondaire.*

L'extraction de la cataracte nécessite un lambeau cornéen de 9 millimètres au moins de large; il n'est donc pas étonnant que, sous l'influence de la pression intra-oculaire, l'iris sorte par la plaie et s'y enclave. Des adhérences se forment et il en résulte, si l'on n'intervient pas, des irido-cyclites, irido-choroïdites, parfois même des panophtalmites, qui amènent la perte de l'œil.

Ces enclavements de l'iris sont assez fréquents ; 10 0/0 environ d'avoués et combien d'inavoués ? Pour les éviter, on a imaginé un grand nombre de procédés, instillations d'ésérine, forme du lambeau, suture de la cornée, etc.

Mais aucun ne met à l'abri des enclavements ; quant à la suture de la cornée ce procédé nous semble impraticable, c'est vouloir compliquer à plaisir une opération sans donner plus de sécurité.

La *cataracte secondaire* provient de ce que, *sans iridectomie*, il est impossible à un opérateur aussi habile qu'il soit de nettoyer les masses corticales qui restent après l'extraction du noyau aussi bien que dans l'extraction combinée. Ces masses se logent derrière l'iris et donnent lieu plus tard à des cataractes secondaires. Le malade doit avoir bientôt recours à une nouvelle opération.

L'extraction combinée supprime les deux inconvénients. En excisant l'iris, on évite la hernie, on crée une brèche par où l'expulsion des masses corticales et le nettoyage de la chambre postérieure s'opèrent très bien.

Notre maître Badal, qui systématiquement pratique, à moins de raison spéciales, l'extraction combinée, nous a permis de constater combien sont rares dans sa clinique les cataractes secondaires. L'un de nous a publié, à ce sujet, des statistiques probantes. C'est à peine si on a à opérer 3 cataractes secondaires par an sur 150 cataractes. Les statistiques des cliniques où on pratique l'extraction simple sont loin d'être analogues. Notre expérience personnelle corrobore celle de notre maître.

Le seul inconvénient de l'*iridectomie* est de créer

une fente de l'iris, un *colobome* qui est disgracieux. Mais on avouera qu'en pratiquant l'iridectomie en haut, ce colobome est presque complètement caché par la paupière et qu'enfin, chez des vieillards, l'avantage de l'iridectomie n'est pas à mettre en balance avec ses inconvénients.

Il n'y a guère que chez des personnes jeunes où, en raison de l'esthétique, on puisse faire *l'extraction simple*. Le résultat est évidemment beaucoup plus joli.

Quant à l'acuité visuelle, elle est à peu près la même dans les deux cas et ne présente pas la différence que certains se sont plu à accuser.

C'est donc à l'extraction combinée qu'on doit donner la préférence, à moins que le sujet ne soit jeune et qu'on veuille sacrifier à l'esthétique.

Le procédé que nous allons décrire est celui que nous avons vu pratiquer et pratiqué nous-mêmes à la clinique de M. le professeur Badal et qu'il a développé dans ses leçons « sur l'Extraction de la cataracte ».

L'opération comprend cinq temps.

1° *Kératotomie* ou section du lambeau cornéen.
2° *Iridectomie*.
3° *Kystitomie*.
4° *Extraction du noyau*.
5° *Nettoyage de la chambre postérieure*.

1° Après avoir désinfecté soigneusement l'œil avec du sublimé à 1/3000 ou du formol à 0,25 ou 0,50/1000 anesthésié avec une solution de cocaïne à 0,25/10, on saisit, avec une pince à fixer de Von Græfe, un centimètre de conjonctive aussi près que possible du limbe de façon à bien maintenir l'œil; puis, faisant

12

regarder le malade en bas, et maintenant l'œil dans cette situation, on pratique la section du lambeau cornéen.

On se sert d'un couteau très étroit dit couteau de Von Græfe. On pratique la ponction à 2 millimètres environ au-dessus du diamètre horizontal de la cornée, au niveau du limbe en dirigeant la pointe de l'instrument vers le centre de la pupille, de façon que la section interne de la cornée ait les mêmes dimensions que la section externe ; on abaisse le manche du couteau et on fait la *contre-ponction*, du côté opposé en un endroit symétrique, puis, en suivant le limbe, on taille un grand lambeau supérieur au moyen de mouvements de va et vient du couteau.

Il faut aller assez vite, car l'humeur aqueuse s'écoulant, l'iris peut venir se jeter sur le couteau et gêner l'opérateur.

2° Avec une pince courbe à iridectomie, on pénètre dans la chambre antérieure et saisissant la partie moyenne de l'iris, on l'attire au dehors. La section en est pratiquée avec les pince-ciseaux de Wecker. On peut faire la section en un temps au ras de la cornée, mais il vaut mieux la faire en deux temps de façon à bien exciser les angles et à éviter les pincements de l'iris.

3° Le troisième temps consiste à déchirer la cristalloïde antérieure avec un Kystitome, sorte de crochet recourbé muni d'une pointe très acérée. On l'introduit à plat dans la chambre antérieure, puis on le redresse ; avec la pointe, on déchire la cristalloïde en faisant une circonférence complète, puis on le retire à plat.

4° L'extraction du noyau se fait avec une curette et une pelle. Avec la pelle, on déprime légèrement la lèvre supérieure de la plaie et avec la curette on pousse de bas en haut le noyau vers la plaie entre-bâillée. Par des mouvements doux et réguliers de pression et de dégagement, on extrait le noyau et une partie des masses corticales.

5° Mais, à moins que la cataracte ne soit liquide ou très dure, tout n'est pas sorti. Il reste encore des masses corticales plus ou moins nombreuses qui gênent la vision et sont un danger pour l'avenir. Ces masses, parfois très gluantes, sont plus ou moins adhérentes à la cristalloïde, elles doivent être expulsées.

On a proposé à cet effet des lavages intra-oculaires avec des appareils spéciaux. Une main habile et exercée n'a pas besoin d'y avoir recours; l'introduction d'instruments dans l'œil au voisinage du corps vitré, quand on peut faire autrement, est un danger à éviter.

L'expulsion des masses corticales peut être faite avec le pouce par un massage doux et patient par l'intermédiaire de la paupière inférieure; on repousse ainsi peu à peu à mesure que l'humeur aqueuse se forme ces masses vers la plaie où il ne reste plus qu'à les recueillir avec la curette.

Ce nettoyage est très important, c'est *le point capital* de l'opération. Car, il ne servirait à rien d'avoir enlevé le noyau d'une cataracte, si on laissait des masses, qui, le lendemain, seraient opacifiées; c'est justement ce qui se produit quand on opère des cataractes incomplètes.

Quand on ne peut par le massage faire sortir toutes

les opacités et qu'il persiste des opacités capsulaires, on doit avoir recours à l'*extraction de la capsule* avec une pince. Cette opération délicate s'accompagne souvent de perte de corps vitré et doit être faite avec rapidité.

Un pansement antiseptique et occlusif complète et termine l'opération.

Iridectomie. — Iridotomie.

Il est enfin un traitement de la cataracte fréquemment employé quand l'opacification du cristallin est centrale ou limitée. Elle consiste à enlever un morceau d'iris en regard de la portion transparente du cristallin; on emploiera l'iridectomie dans tous les cas de cataractes centrales, zonulaires, etc. Si la cataracte se complète plus tard, on fera l'extraction.

C'est dans le même but qu'on pratiquera l'iridotomie. Celle-ci est surtout employée dans les cataractes capsulo-lenticulaires qui s'accompagnent d'irido-cyclite et qui ne peuvent être opérées ni par discision, ni par extraction.

MALADIES DES VOIES LACRYMALES

Les points lacrymaux occupent une position dont le moindre changement a pour conséquence l'évacuation incomplète ou le débordement incessant des larmes que le clignotement accumule dans le lac lacrymal.

Toutes les causes susceptibles de dévier les points lacrymaux et principalement l'inférieur, engendrent le larmoiement ; ainsi agissent l'ectropion consécutif aux différents traumatismes (brûlure, coupure, etc.), au phlegmon, à l'érysipèle des paupières, aux ostéo-périostites, aux caries des rebords orbitaires. Le mécanisme de la déviation des points lacrymaux par ces différentes affections est facile à comprendre.

La paralysie faciale avec paralysie de l'orbiculaire, l'atonicité de ce dernier muscle chez le vieillard ont pour effet de livrer la paupière inférieure à son propre poids, de la renverser en dehors.

L'exophtalmie, quelle que soit son origine (tumeurs de l'orbite, goître exophtalmique, etc.) les distensions exagérées du globe (buphtalmie, staphylomes de la cornée), en modifiant les rapports des points lacrymaux, en renversant en dehors les bords des paupières, sont autant de causes mécaniques de larmoiement.

Nous ne faisons que mentionner le larmoiement

dû à l'absence congénitale des points et conduits lacrymaux et le larmoiement occasionné par les vices de réfractions (hypermétropie, astigmatisme); ou symptomatique de certaines affections médullaires (tabes).

A l'exception des causes que nous venons de mentionner, l'origine des différentes affectionsdont peuvent être atteints les points, les conduits, le sac et le canal nasal peuvent être divisées en trois grandes classes.

1° L'affection est la conséquence de l'extension aux points, aux conduits, etc., d'une inflammation de la conjonctive ou des paupières.

2° L'affection naît sous l'influence des différentes modifications ou lésions du squelette qui avoisinent le sac ou qui constituent le canal nasal.

3° L'affection lacrymale n'est que la conséquence d'une affection primitivement développée sur la membrane de Schneider.

D'une façon plus succinte, on peut dire que l'étiologie des affections des voies lacrymales est : Conjonctivale, palpébrale, lacrymale proprement dite, nasale.

Larmoiement consécutif à l'oblitération et à la déviation des points et des conduits.

L'oblitération et la déviation est due à une sorte d'hypertrophie de la paupière occasionnée par la présence et la persistance d'une blépharite chronique qui a épaissi, alourdi, renversé en dehors le bord libre tout en obstruant les points et les conduits lacrymaux.

L'eczéma chonique des paupières agit de la même façon. Une fois l'éversion et l'obstruction effectuées, le larmoiement ainsi que l'affection qui en est la cause deviennent solidaires. La stagnation des larmes et leur débordement incessant ne cessent d'irriter les paupières et d'aggraver la blépharite, l'eczéma, origines du mal. S'attaquer à l'affection palpébrale sans remédier aux défectuosités qu'elle a produites et inversement, c'est constituer un cercle vicieux.

Nous verrons plus loin que si les affections conjonctivo-palpébrales sont parfois le point de départ du larmoiement, ce dernier, par sa persistance, donne lieu à des inflammations chroniques du bord palpébral et de la conjonctive.

Parmi les affections de la conjonctive l'ophtalmie purulente, dans certains cas, mais surtout l'ophtalmie ou conjonctivite granuleuse, peuvent produire le rétrécissement ou l'oblitération des points et conduits lacrymaux. Les granulations, très rares au début sur la conjonctive palpébrale inférieure, finissent à la longue par s'y établir et envahir dans la suite les points, les conduits et même le sac lacrymal. Arrivées à la période de cicatrisation, les granulations sont remplacées par du tissu fibreux dont la rétraction oblitère les points, les conduits, etc.

Traitement. — Le larmoiement dépendant d'une obstruction, d'une éversion des points et conduits lacrymaux et survenu consécutivement à une affection des bords palpébraux ou à une inflammation de la conjonctive demande, pour être guéri ou amélioré, un double traitement, celui de la lésion qui lui a donné naissance et celui tendant à rétablir le libre écoulement des larmes. Plusieurs cas peuvent se présenter.

I. Le larmoiement est peu marqué, l'affection palpébrale n'a pas produit de désordres bien apparents.

Le simple traitement de la blépharite ou de la conjonctive chronique suffit à faire cesser tout larmoiement (Voir blépharites, etc.).

II. L'affection conjonctivo-palpébrale a amené un épaississement de la marge ciliaire avec effacement et obstruction complète du point, mais sans déviation de la paupière. La simple dilatation, commencée à l'aide d'un stylet conique *ad hoc* dont le diamètre correspond au n° 1 de la série des sondes de Bowman et continuée au fur à mesure de la perméabilité du point et du conduit à l'aide des sondes n° 2 ou 3, suffit en général à rétablir le libre écoulement des larmes.

Il est parfois difficile de faire pénétrer dans le point lacrymal l'extrémité d'une très fine sonde. L'élargissement du point se fait en pareil cas à l'aide d'une grosse épingle dont la pointe un peu émoussée sur un corps dur est introduite comme une sonde dans le point ; ce dernier une fois franchi et la paupière étant bien tendue, la dilatation du conduit se fait en roulant entre les doigts l'épingle conduite vers le sac lacrymal (Voir cathétérisme).

III. Le point lacrymal libre ou obstrué ne plonge plus dans le lac lacrymal par suite de l'éversion du bord palpébral en dehors (ectropion) : la simple dilatation peut donner quelque résultat, mais le traitement de choix consistera dans l'incision du point et du conduit lacrymal inférieur, suivie de cathétérisme du canal nasal à l'aide des sondes de Bowmann.

Incision du point, du conduit lacrymal inférieur et cathétérisme du canal nasal. — L'incision du conduit lacrymal inférieur, dans le cas qui nous occupe, ne doit pas être étendue; elle s'exécute à l'aide d'un bistouri, d'un couteau spécial, dont la forme varie. Le plus employé de ces instruments et le plus commode est le couteau de Weber, que possèdent toutes les cliniques.

Après avoir attiré en bas la paupière inférieure en se servant du pouce ou de l'index placé au dessous et quelque peu en dehors du point lacrymal, on rend ce point et ses ouvertures bien apparents. La paupière étant bien tendue de façon à offrir un plan résistant pour la section, on introduit l'extrémité boutonnée du bistouri, le tranchant en bas dans le point lacrymal. Une fois cette extrémité complètement engagée, on imprime à l'instrument un mouvement de rotation, de façon que le tranchant regarde le lac lacrymal. La section du conduit se fait soit en poussant doucement l'instrument dans une direction parallèle à celle de la paupière, soit, une fois une portion de la lame engagée, en relevant le manche en haut en dedans et un peu en arrière. Une incision de un millimètre à un millimètre et demi est très suffisante.

L'incision du point et du conduit lacrymal donne lieu assez souvent à une hémorrhagie parfois assez abondante, mais sans importance aucune.

Cathétérisme du canal nasal. — Le cathétérisme du canal nasal est rendu plus facile par l'incision du point et du conduit lacrymal. — Pour pénétrer dans le canal on se sert de sondes en argent malléables.

Les sondes le plus communément employées sont les sondes de Bowman dont le n° 1 a le plus petit diamètre : les numéros 2 et 3 sont ceux dont on se sert journellement et il faut les choisir de préférence, surtout alors que l'on n'est pas familier avec les manœuvres du cathétérisme. Les sondes de petit calibre sont les plus difficiles à manier. Avant d'introduire la sonde, il est indispensable de lui imprimer une certaine courbure qui rend son introduction plus facile. Cette courbure doit être en rapport avec la saillie du rebord orbitaire d'abord et avec la continuité du canal nasal ensuite.

La sonde est tenue, la concavité étant dirigée en avant et un peu en bas, le pouce appuyé sur le tiers inférieur de la face antérieure du pavillon, tandis que l'index couvre toute la face postérieure de ce même pavillon, et que le médius s'avance le long du tiers externe de la partie convexe.

L'instrument est introduit en se servant de la main droite pour le côté gauche et *vice versa*.

Avant de pratiquer le cathétérisme, il est essentiel de tendre la paupière vers l'angle externe et de renverser en dehors, le point lacrymal, tout comme pour l'incision du conduit.

Le bec de la sonde est d'abord introduit, le pavillon étant un peu relevé. Une fois l'instrument engagé, on le pousse doucement parallèlement au conduit en dedans et un peu en haut, jusqu'à ce que l'opérateur sente la résistance qu'offre le paroi interne du sac. A ce moment, on imprime à la sonde un mouvement de bascule de bas en haut, de dehors en dedans, jusqu'à ce que l'instrument se trouve placé verticalement. L'opérateur, pendant cette manœuvre, doit toujours sentir avec le bec de la sonde la paroi interne du sac, et tenir bien tendue la paupière inférieure, jusqu'à ce que l'instrument ait commencé à pénétrer dans le canal nasal. Une fois introduite dans le canal, la sonde est poussée de haut en bas suivant une ligne qui partirait de l'extrémité interne du sourcil pour aller aboutir à la canine du même côté. Quelques mouvements circulaires imprimés à la sonde dès que l'instrument a commencé à pénétrer dans le canal facilitent son introduction.

Dans les cas qui nous occupent le cathétérisme est ordinairement facile, mais si, par inexpérience de l'opérateur ou par suite du gonflement de la muqueuse la sonde ne franchissait pas aisément le canal nasal il vaudrait mieux remettre l'opération à plus tard ou la confier à des mains plus expérimentées.

Les insuccès de tentatives de cathétérisme tiennent le plus souvent à ce que l'opérateur, tendant mal la paupière, ne conduit pas le bec de la sonde jusqu'à la paroi interne résistante du sac ou bien à ce que lors du mouvement de bascule de bas en haut et qui a pour but de placer l'instrument dans la direction du canal, il éloigne, par un mouvement de retrait, l'extrémité de cet instrument de la paroi interne du sac qu'il doit toujours sentir et côtoyer.

Il ne faudrait pas confondre la résistance qu'offre la paroi interne du sac avec celle que l'on peut rencontrer sur le trajet du conduit par suite d'un rétrécissement, ou celle que peut offrir un plissement de la muqueuse du sac. La portion engagée de la sonde, la paupière étant bien tendue, rensei-

gne aisément l'opérateur sur la situation de l'extrémité de son instrument.

La sonde, une fois engagée dans le canal nasal,
son pavillon s'applique plus ou moins fortement
contre le rebord orbitaire. Lors d'une fausse manœuvre, l'instrument n'a pas de fixité.

Certaines complications peuvent survenir à l'occasion d'un cathétérisme mal fait. La plus commune est la déchirure de la muqueuse du conduit,
du sac ou du canal nasal. Quelques heures après
l'accident, il se produit soit un œdème parfois considérable surtout marqué à toute la région sous
orbitaire et qui disparaît dans les quarante-huit
heures, par simple compression, ou bien, il se fait
un épanchement sanguin qui finit également par se
résorber, en passant par les teintes bleu-jaune de
« l'œil poché ». Dans les cas plus graves, la déchirure sert de porte d'entrée aux agents septiques
venus du dehors ou établis à demeure et un véritable phlegmon éclate (voir phlegmon du sac).

Catarrhe, blennorrhée du sac, dacryocystite catarrhale.

Les affections des voies lacrymales consécutives
aux inflammations ayant primitivement pour siège
la membrane de Schneider, ou survenant sous l'influence des différentes modifications ou lésions du
squelette qui avoisinent le sac ou constituent le
canal nasal présentent une symptomatologie à peu
près identique.

Les modifications ou lésions du squelette susceptibles de créer le larmoiement, d'amener un catar-

rhe du sac sont par ordre de fréquence : le rétrécissement congénital du canal nasal, tel qu'on le rencontre chez les gens à nez épaté ou chez ceux au contraire qui présentent une forte saillie des os du nez, la nécrose, la carie, les ostéites fongueuses de la branche montante du maxillaire, de l'unguis, etc., en un mot les différentes manifestations de la tuberculose osseuse. Ces dernières affections agissent moins par rétrécissement vrai du canal nasal que par l'inflammation éliminatrice dont elles sont le siège et à laquelle participent la muqueuse, le canal osseux en partie détruit et tapissé de bourgeons charnus vasculaires qui fournissent une abondante suppuration. Dans tous les cas de blénorrhée du sac, il ne faut donc pas toujours s'attendre à rencontrer avec la sonde un obstacle, un rétrécissement du canal nasal ; c'est parfois le contraire que l'on trouve.

Les fractures, les exostoses, les tumeurs développées dans les sinus maxillaires, dans les fosses nasales, déterminent le catarrhe du sac par un même mécanisme, en rétrécissant ou obstruant le canal nasal.

Toutes les affections de la membrane de Schneider susceptibles d'obstruer l'ouverture inférieure du canal nasal produisent du larmoiement d'abord et du catarrhe du sac ensuite, pour peu que l'obstruction soit de quelque durée. Toutes les inflammations de la muqueuse nasale sont susceptibles de se propager, de remonter du côté de la muqueuse du canal du sac lacrymal. Il est donc essentiel de pratiquer et de faire pratiquer un examen rhinoscopique en présence d'un catarrhe des voies lacrymales dont l'étiologie est certaine.

13

Symptômes. — Le larmoiement est un symptôme qui précède le catarrhe proprement dit et qui subsiste pendant toute la durée de l'affection. Peu marqué par les temps secs ou chauds, le larmoiement augmente sous l'influence du froid, du vent, du brouillard, de la lecture, des travaux d'aiguille, etc. Les malades se plaignent parfois d'une sécheresse gênante des fosses nasales.

Au bout d'un certain temps, la région du sac devient le siège d'un empâtement, d'une tumeur mal limitée située au-dessous du tendon de l'orbiculaire. Cette tumeur présente certaines particularités qui la distinguent d'autres affections ayant la même région comme siège. La peau à son niveau ne présente aucun changement de coloration, sa présence n'éveille aucune douleur, et, si l'on vient à la comprimer, on fait sourdre par les points lacrymaux, principalement par l'inférieur, un mucus filant plus ou moins épais, mélangé parfois de glaires purulentes. L'écoulement peut également se faire, mais plus rarement, dans la narine correspondante. La conjonctive qui tapisse le grand angle, le lac lacrymal, ainsi que les bords palpébraux qui avoisinent la région sont le plus souvent le siège d'une inflammation chronique.

A mesure que l'affection progresse, à l'empâtement du début succède une tumeur bien saillante formée par le sac lacrymal distendu par les produits accumulés et sécrétés qui ne peuvent s'écouler par le canal nasal. Les malades accusent à ce moment quelques douleurs vagues du côté du front et un sentiment de plénitude qu'ils rapportent à toute la région.

Si, dès le début de la distension, le malade a soin de vider le contenu du sac par des pressions plusieurs fois renouvelées dans la journée, la tumeur peut demeurer longtemps stationnaire.

Malgré ces précautions, par suite de la distension progressive du sac, la tumeur augmente, soulevant le tendon de l'orbiculaire, faisant une saillie de la grosseur d'une noisette, d'un œuf de pigeon (mucocèle). Les pressions même énergiques ont peine à vider le contenu du sac, qui, du reste, se remplit à nouveau en quelques heures.

Livré à lui-même, le catarrhe avec ou sans distension du sac, finit par déterminer une irritation, une inflammation des parties voisines. La région du sac devient le siège d'une tumeur inflammatoire présentant tous les caractères d'un plegmon aigu, rougeur, fluctuation, etc. (V. *Phlegmon du sac. Dacryocystite phlegmoneuse*).

Traitement. — Le larmoiement, le catarrhe qui l'accompagne ou le suit de près, ont pour commune origine un rétrécissement, un obstacle situé sur le trajet des voies lacrymales et principalement sur le trajet du canal nasal.

Pour bien établir un traitement, pour obtenir sinon une guérison radicale tout au moins une amélioration très appréciable, il faut avant tout s'assurer de l'étiologie de l'affection. La dacryocystite liée à une exostose, à une inflammation de la muqueuse lacrymale, consécutivement à une lésion identique de la membrane pituitaire ne saurait être traitée de même façon qu'une dacryocystite due à une ostéopériostite de l'unguis, de la branche montante du maxillaire.

Règle générale : l'examen des fosses nasales, du pharynx s'impose dans tous les cas de dacryocystite. Si cet examen est négatif, il faut rechercher dans la constitution du sujet (scrofule-tuberculose), ou dans ses antécédents (syphilis) la cause de son affection. Malheureusement, dans certains cas l'étiologie de l'affection est des plus obscures. Nous signalerons le fait, mis en évidence par beaucoup de praticiens et par nous même, de la plus grande fréquence de la dacryocystite chez la femme.

Partant du principe qu'il existe toujours un obstacle situé sur le trajet des voies lacrymales, le praticien devra au préalable, et avant d'instituer un traitement, s'assurer du siège et de la nature de cet obstacle. Le cathétérisme, pratiqué selon les principes formulés dans le chapitre précédent, fournit des renseignements précieux. La sonde éprouve-t-elle, dès l'entrée ou le long du trajet du canal nasal, certaine difficulté à être poussée à fond, il est à présumer qu'il existe un rétrécissement dû, soit à une tuméfaction de la muqueuse, soit à une exostose, etc. Le cathétérisme permet-il au contraire de constater que le canal est non seulement bien libre pour la sonde, mais qu'il semble plus large que de coutume, l'obstacle au libre écoulement des larmes est probablement uniquement constitué par les produits accumulés de la suppuration.

Il est un symptôme dont le praticien doit toujours tenir grand compte, c'est la dilatation du sac. En général, plus le sac lacrymal se trouve distendu moins il faut compter sur une guérison radicale et parfois même sur une amélioration très sensible.

Le traitement de la blennorrhée du sac doit tendre

à dilater le canal nasal, lorsqu'il existe un rétrécissement, à modifier et à tarir la sécrétion.

La dilatation s'obtient au moyen des sondes de Bowman ; la modification de la muqueuse, le tarissement des secrétions sont tributaires des injections antiseptiques et astringentes.

Nous avons dit dans le chapitre précédent comment s'effectue la dilatatio ndu canal. Dans le cas particulier, avec une sonde de Bowman n° 3, on obtient une dilatation suffisante. Quant au cathétérisme, il sera renouvelé tous les jours ou tous les deux jours, selon les cas. Au début, le praticien devra se guider sur le plus ou moins de réaction que produisent parfois les premiers sondages. Aux praticiens peu familiers avec le cathétérisme, nous recommandons de prescrire à leurs malades des cataplasmes de fécule de pomme de terre ou des compresses antiseptiques chaudes à appliquer plusieurs fois dans la journée sur la région du sac aussitôt après le retrait de la sonde. Ils éviteront souvent ainsi des complications (phlegmon du sac, etc.) que ne manquerait pas de produire une fausse manœuvre, une déchirure de la muqueuse, etc., etc.

Le tarissement des sécrétions, la modification de la muqueuse s'obtiennent au moyen des injections faites dans les voies lacrymales. Cathétérisme et injections seront pratiquées parallèlement au début. Dilater le canal sans traiter la muqueuse et *vice versa*, c'est courir, sauf en des cas particuliers, à un échec à peu près certain.

Ici, se pose une question de pratique encore dernièrement soulevée : à savoir, si le cathétérisme et les injections doivent être faits dans la même séance, si le sondage doit précéder l'injection, etc., etc.

On a reproché aux injections faites aussitôt après le cathétérisme de pouvoir déterminer des accidents dus à l'infiltration du liquide employé, dans les tissus, par une éraillure, une déchirure de la muqueuse provoquée par le passage de la sonde.

Les inconvénients signalés nous semblent pouvoir être évités si l'on a soin de procéder graduellement au tarissement de la sécrétion, à la modification de la muqueuse sans chercher à pénétrer immédiatement dans le canal. Le sac lacrymal représente à lui seul plus des deux tiers de la muqueuse à modifier, c'est donc par lui qu'il faut commencer. Les différentes injections employées pour le tarissement des sécrétions agissent peu à peu par continuité ; le sac se nettoye d'abord et bientôt après lui, le canal. Il n'est donc pas nécessaire d'imprimer à la seringue le moindre mouvement tendant à engager directement la canule dans le canal nasal.

Voici quelle est notre façon de procéder en face d'une blennorrhée du sac.

Incision de 2 à 3 millimètres du conduit lacrymal inférieur. Aussitôt après l'incision, introduction d'une sonde de Bowmann du calibre 3 à bout olivaire. La sonde est laissée en place pendant cinq minutes. Le lendemain, avant de pratiquer un second cathétérisme et après avoir vidé le sac en pressant un peu fortement sur la région, injection d'eau tiède à l'aide de la seringue d'Anel. Si le liquide ne passe pas par la narine, on pratique le second sondage, et la sonde est laissée en place pendant une bonne demi-minute. La sonde une fois retirée, nouvelle injection, mais cette fois d'un liquide antiseptique, eau boriquée

40/000, ou mieux cyanure d'hydrargyre, 2/000 ou d'un liquide astringent (voir plus loin). Pendant l'injection, faire pencher au malade la tête en avant de façon que le liquide ne tombe pas dans l'arrière-gorge.

Des trois canules que l'on trouve ordinairement dans la boîte qui contient la seringue d'Anel, nous conseillerons de choisir la plus grosse qui est droite. L'extrémité de la canule une fois introduite dans le conduit incisé, tendre fortement la paupière infé-rieure et pousser l'instrument, toujours tenu hori-zontalement, jusqu'à ce que les bords du conduit incisé enserrent la portion engagée et forment une barrière au refoulement du liquide injecté.

Une fois la canule bien engagée, l'injection se fera d'une façon continue, le corps de l'instrument étant tenu aussi immobile que possible. Le liquide injecté dans le sac passe par le canal nasal et sort par la narine.

Après un certain nombre de séances de cathé-térisme suivi d'injection, on débutera par une injec-tion : Si le liquide s'écoule par la narine, le pas-sage de la sonde devient inutile tant que le canal demeure libre. Il peut arriver que la première injec-tion ne pousse pas le liquide dans le canal nasal par suite de la présence de quelques mucosités obstruant la lumière du conduit. Il ne faudrait pas se hâter de pratiquer le cathétérisme ; une seconde injection délayant les glaires, cause de l'obstacle, passe sou-vent très librement.

Pour nous résumer, nous dirons que le cathété-risme et les injections doivent être pratiqués simul-tanément jusqu'au rétablissement du calibre du canal nasal. Le jour où le liquide injecté passe librement dans la narine, le cathétérisme, qui en somme détermine un traumatisme de la muqueuse, doit être suspendu et les injections journellement faites seront seules continuées jusqu'à guérison ou amélioration très sensible. La nature du liquide à injecter n'est pas indifférente. Au début et avec une purulence abondante, après une injection d'eau tiède destinée à débarrasser le plus possible le sac des glaires qui le remplissent, on injectera une seringue de la solution suivante :

Nitrate d'argent. . . . . , .	1 gr.
Eau distillée.	250 gr.

La sécrétion, de purulente qu'elle était, étant devenue muqueuse, le nitrate d'argent sera remplacé par un astringent moins énergique, le sulfate de zinc :

Sulfate de zinc	1 gr.
Eau distillée	250 gr.

Alors que le sac ne sécrète plus qu'un liquide presque transparent, l'usage des antiseptiques seuls employés donne les meilleurs résultats. Parmi les antiseptiques nous donnons la préférence à l'oxycyanure d'hydragyre à 2/000, ou au formol à 1/2000. Pendant toute la durée du traitement, nous conseillons aux malades de priser plusieurs fois dans la journée une des poudres suivantes :

1º Salicylate de bismuth.	
Camphre	ââ
Poudre de benjoin.	
2º Camphre	
Acide borique	ââ
Salicylate de bismuth.	

Nous avons vu que la dilatation exagérée du sac
était un obstacle sérieux opposé à la guérison de
la dacryocystite. Cette dilatation diminue très sen-
siblement après quelque temps de traitement, surtout si le malade à soin de vider son sac plusieurs
fois dans la journée. Lorsque, malgré tout, la dilatation subsiste, le mieux est de diminuer l'apport des
larmes en pratiquant l'ablation de la portion palpébrale de la glande lacrymale, puis, en cas d'insuccès, d'agir directement sur le sac. Ces différentes
interventions étant de pratique peu courante, nous
ne faisons que les signaler.

Dacryocystite aiguë. — Phlegmon du sac. — Fistule lacrymale.

Chez un malade atteint de blennorrhée, d'un simple épiphora, un jour survient où la pression du grand
angle devient tout-à-coup douloureuse et ne réussit
pas à vider le sac, où le larmoiement semble tari,
en même temps qu'apparaît une légère tuméfaction
de la région, accompagnée d'un sentiment de douleur et de chaleur très vif; c'est le début d'un phlegmon du sac.

Au simple empâtement du début succède une
tuméfaction s'étendant aux deux paupières, à la
racine du nez, à la joue et parfois jusqu'au front.
L'œil devient rouge, et les larmes, dont les voies
d'écoulement se trouvent complètement obstruées
par l'œdème inflammatoire, se répandent âcres et
brûlantes sur la joue.

Au milieu de l'œdème et occupant exactement la
région du sac se détache une tumeur circonscrite,

13*

ayant toutes les apparences d'un phlegmon aigu.
La peau, tendue et luisante à son niveau, prend bientôt une teinte d'un rouge sombre ; au bout de 24 à
48 heures la peau commence à se ramollir, la fluctuation se fait sentir et la tumeur, dont le sommet
présente une coloration jaunâtre, s'ouvre au dehors
donnant issue au pus accumulé dans le sac.

A ce moment, la fièvre et la douleur parfois intenses qui accompagnaient le phlegmon dans son développement disparaissent presque subitement. Dans
les cas heureux, aussitôt le pus évacué, les bords de
l'ouverture se ferment et tout rentre dans l'ordre ;
des malades voient ainsi se modifier d'une façon très
heureuse ou guérir leur blennorrhée du sac. Ces cas
constituent l'exception.

L'ouverture de l'abcès dans des cas exceptionnels
se fait dans les fosses nasales soit par le canal nasal
lui-même, si la muqueuse a été détruite par suppuration, soit par l'unguis perforé par une ostéite.
Encore plus rares sont les cas où la tumeur se vide
dans le cul-de-sac conjonctival ou dans le tissu celluleux de l'orbite.

Le plus souvent c'est en regard même du sac, un
peu au-dessous du tendon de l'orbiculaire, que se
trouve l'orifice par lequel le pus a été évacué. Cette
ouverture, autour de laquelle persiste assez longtemps une sorte d'auréole inflammatoire, peut devenir permanente et constituer une « fistule ».

Une fois la fistule établie, le larmoiement diminue
quelque peu, les produits accumulés dans le sac, larmes et glaires purulentes, s'écoulent par l'orifice
fistuleux. Le sac malade continue à sécréter et de
plus sa communication avec l'air extérieur par l'in-

termédiaire de la fistule lui crée un danger perma-
nent.

A la moindre occasion, une poussée inflammatoire
survient accompagnée des phénomènes déjà décrits;
les bords de la fistule engorgés ferment l'orifice
extérieur et un nouveau phlegmon éclate.

L'ouverture de ce nouveau phlegmon et de ceux
qui peuvent se produire dans la suite se fait le plus
souvent par l'ancienne fistule dont les bords se gar-
nissent de bourgeons charnus, qui peu à peu disparaissent et sont remplacés par une sorte de tissu
nodulaire, calleux, qui ne permet plus d'espérer que
le pertuis puisse être comblé, alors même que le
traitement viendrait à rétablir la perméabilité du
canal et à tarir la sécrétion du sac.

Le trajet de la fistule du sac lacrymal n'est pas toujours direct, c'est-à-dire que l'ouverture cutanée
n'est pas toujours absolument en face de l'ouverture de la muqueuse. C'est par une sorte de diver-
ticulum que les deux orifices communiquent.

L'ouverture cutanée de la fistule lacrymale est
plus ou moins grande. Dans quelques cas elle est
réprésentée par un orifice presque capillaire (fistule
capillaire).

Certaines fistules ne deviennent apparentes qu'à
l'occasion du cathétérisme et surtout d'une injection poussée dans le sac. Tant que le sac sécrète,
une portion du muco-pus fuse à travers la fistule.
Arrivé à l'orifice cutané, le liquide se dessèche au
contact de l'air, forme une sorte de bouchon croû-
teux qui s'oppose à l'écoulement des produits, et la
fistule peut être méconnue par les praticiens non
prévenus. Vient-on à passer une sonde, ou à pousser

une injection, la pression forcément augmentée à
raison de l'obstacle qui se détache donne libre passage aux liquides accumulés dans le sac.

Diagnostic. — Le phlegmon du sac pourrait être
confondu avec un abcès du grand angle (anchylops),
avec le début d'un érysipèle.

Le phlegmon circonscrit de l'angle interne peut
bien donner lieu à du larmoiement par suite de la
compression du sac, mais ce larmoiement est posté-
rieur au développement de la tumeur ou tout au
moins ne survient que lors de son apparition, alors
qu'il est antérieur et existe souvent bien longtemps
avant que le phlegmon du sac ne se développe. Les
malades accusent, en outre de leur larmoiement, la
présence d'une tumeur indolore réductible, et dont
la compression faisait refouler les larmes ou le pus
par les points lacrymaux ou dans les fosses nasales.

Quant à l'érysipèle débutant par l'angle interne,
la racine du nez, il ne pourrait être confondu avec la
dacryocystite suppurée qu'au début même de l'affection.

Traitement. — Au début même de l'affection, alors
qu'il n'existe qu'une légère tuméfaction, on peut
espérer enrayer la marche du phlegmon par l'application continue de cataplasmes ou de compresses
antiseptiques chaudes. Dans le cas où l'affection des
voies lacrymales, origine du mal, n'aurait pas encore
été traitée, la première indication est d'ouvrir une
large voie au pus accumulé dans le sac, en incisant
longuement le conduit lacrymal inférieur ou mieux
le conduit lacrymal supérieur.

Ce traitement peut même convenir à une période
plus avancée du phlegmon. Mais lorsque la tumeur

est devenue fluctuante, que son sommet menace de se perforer, le mieux est d'avoir recours à l'ouverture cutanée de l'abcès. Cette ouverture doit être assez grande pour laisser échapper tout le pus contenu dans le sac, le canal et les tissus péricystiques. Une incision de 7 à 8 millimètres est largement suffisante.

L'incision du sac se fait à l'aide d'un bistouri droit, plongé perpendiculairement dans la tumeur, immédiatement au-dessous du milieu du tendon de l'orbiculaire que l'on met autant que possible en évidence en tirant fortement la commissure externe en haut et en dehors. La pointe ayant pénétré de 4 à 5 millimètres, l'incision est agrandie en relevant le manche du bistouri du côté de la tête du sourcil. La direction exacte de l'incision se trouve sur la médiane d'un triangle isocèle construit en réunissant par des lignes les trois points suivants : angle de la commissure externe, pointe du nez et milieu du tendon de l'orbiculaire.

L'incision faite, un petit drain est placé à demeure pendant 2 ou 3 jours et la région recouverte de cataplasmes ou de compresses antiseptiques chaudes. Le drain enlevé, la réunion des lèvres de la plaie se fait d'une façon très rapide.

Une fois les phénomènes inflammatoires apaisés, les lèvres de la plaie bien réunies; le traitement tend à rétablir le libre écoulement des larmes, par le cathétérisme et à modifier la muqueuse du sac et du canal par les injections antiseptiques et astringentes (voir blennorrhée du sac).

Le traitement général a aussi toute son importance, alors que le phlegmon s'est développé sous l'influence

13"

d'une ostéo-périostite, d'origine scrofuleuse ou syphilitique.

Les fistules du sac lacrymal, alors qu'elles sont de date récente, guérissent, s'oblitèrent, le plus souvent dès le rétablissement de la perméabilité du canal nasal. Le cathétérisme doit, dans ces cas particuliers, être journellement pratiqué. Aussitôt que les larmes trouvent un libre écoulement par les voies qui leur sont naturelles, dès qu'elles cessent de passer par la fistule, celle-ci se ferme, s'oblitère.

Il existe des fistules qui n'ont aucune tendance à s'oblitérer et par lesquelles les larmes et les produits sécrétés par la muqueuse malade s'échappent à tout instant. Cette persistance de la fistule est le plus souvent due à la présence d'un obstacle, d'un rétrécissement infranchissable du canal nasal, à une nécrose, à une carie de l'unguis ou de la branche montante du maxillaire.

L'oblitération de semblables fistules ne saurait s'obtenir par le traitement ordinaire, débridement du ligament palpébral interne, cathétérismes répétés et injections modificatrices de la muqueuse. Le rétablissement des voies naturelles pour le passage des larmes étant devenu impossible, le mieux est d'empêcher d'abord la venue des larmes dans le sac, ce que l'on obtient par l'extirpation de la portion palpébrale de la glande, suivie de la destruction, de l'oblitération des points et des conduits lacrymaux. L'oblitération du sac et sa destruction restent comme dernières ressources, dans les cas graves.

MALADIES DE L'APPAREIL MOTEUR

Nous avons réuni ici deux symptômes fréquemment associés, dont l'étude doit être faite avec quelques soins.

Bien souvent, on a à les recueillir et à les interpréter non pas seulement en ophtalmologie, mais surtout en médecine, dans l'étude des maladies cérébro-spinales. Il importe donc au médecin de savoir les rechercher; ils lui permettront de faire un diagnostic précoce souvent impossible par l'examen des autres organes.

C'est à ce titre que nous avons cru bon d'insister; le lecteur nous pardonnera s'il en retire quelque profit.

Strabisme. Diplopie.

La vision binoculaire existe lorsque les deux axes optiques viennent se croiser au point de fixation. Dans cet état seulement un même objet donne une image nette sur chaque macula.

Toutes les fois que les deux axes optiques *ne se croisent pas au point de fixation*, on dit qu'il y a *strabisme*.

Si les axes se croisent avant le point de fixation, il y a *strabisme convergent* ou *interne*; s'ils se croisent au-delà, il y a *strabisme divergent* ou *externe*.

Le même phénomène, au lieu de se produire dans

le plan horizontal, peut se produire dans le plan vertical, on aura alors du *strabisme supérieur* ou *inférieur*. Ces dernières variétés sont bien plus rares que les premières. Quand on observe un malade atteint de strabisme *interne* ou *externe*, ce qui est le cas le plus fréquent, on s'aperçoit que l'œil est plus ou moins dévié en dedans ou en dehors.

Il est important de constater cette déviation et de la mesurer.

Pour se rendre compte de la déviation, voici un procédé clinique très simple et qui suffit largement dans la pratique.

Avec l'œil sain, on fait fixer le doigt à 40 centimètres environ, en ayant soin de masquer l'autre avec un écran, pour que le malade n'ait pas tendance à fusionner les images rétiniennes et à corriger son strabisme (ce qui se produit dans les insuffisances musculaires, les asthénopies musculaires).

En démasquant brusquement l'œil malade, on voit qu'il est dévié en dedans (strabisme interne) ou en dehors (strabisme externe).

Cette déviation porte le nom de *déviation primitive.*

Si nous masquons maintenant l'œil sain et si nous faisons fixer le doigt avec l'œil strabique, autant que cela est possible, c'est l'œil sain qui est dévié à son tour ; cette déviation s'appelle la *déviation secondaire.*

Cette déviation doit être constatée avec soin, car elle est d'une grande utilité dans le diagnostic du strabisme.

Pour la mesurer, on peut user d'un procédé suffi-

samment exact pour la pratique clinique. Il suffit
de marquer à la plume le milieu de la paupière
inférieure et le point où une verticale passant par
le centre de la pupille la rencontrerait, puis on
évalue la distance qui sépare ces deux points, on
dit alors qu'il y a strabisme interne ou externe de
4, 5, 6 millimètres. Ce procédé n'est point mathé-
matique. On a inventé pour cette mesure des stra-
bomètres qui n'offrent pas grande utilité.

Le seul procédé scientifique pour mesurer le
strabisme consiste à mesure l'angle que fait l'axe
optique dévié avec l'axe optique de l'œil normal.
Ce qu'on peut faire au moyen du périmètre.

Dans le *strabisme vrai*, non paralytique, qui n'est
lié à aucune lésion de l'appareil moteur, la *déviation
primitive* est égale à la *déviation secondaire.* C'est
pour cela qu'on le nomme strabisme *concomitant*,
puisque l'œil strabique accompagne l'œil sain dans
tous ses mouvements et se déplace toujours d'un
angle égal.

Il n'en est pas de même dans le *strabisme paralytique*. Ici la *déviation secondaire* est toujours plus
grande que *la déviation primitive*.

La raison en est facile à comprendre. Supposons
un malade atteint de paralysie du *droit externe*
gauche. Il y aura de ce côté, *strabisme interne.*

Je fais fixer l'œil droit et je marque sur le bord
palpébral le point qui correspond au centre de sa
pupille. Puis après l'avoir marqué, je fais fixer le
malade avec l'œil gauche.

En raison de la paralysie du droit externe, le
malade fait des efforts pour redresser son œil, sans
pouvoir y arriver le plus souvent. Pour accomplir

un effort plus grand qu'en temps ordinaire, il envoie une plus grande quantité d'influx nerveux au droit externe gauche. Mais, en même temps, en vertu des mouvements associés qui régissent les droits internes et les droits externes, le droit interne droit recevra aussi des excitations beaucoup plus intenses qu'en temps normal, par suite se contractera très énergiquement et déviera fortement l'œil sain en dedans, beaucoup plus que l'œil gauche ne l'est du fait de la paralysie.

En résumé donc : dans le *strabisme concomitant*, le strabisme est *égal des deux côtés*;

Dans le *strabisme paralytique*, le *strabisme de l'œil sain est le plus prononcé*. Le strabisme paralytique est *constant*, puisqu'il tient à une lésion établie. Le strabisme concomitant peut être *intermittent*, parfois même *latent*, souvent aussi il est constant, il est aussi unilatéral, ou bilatéral, dans ce cas, on a affaire au *strabisme alternant*, car le malade louche tantôt d'un œil, tantôt de l'autre.

Il existe encore deux signes importants qui permettent de différencier le strabisme concomitant du strabisme paralytique, ce sont :

1° Les mouvements d'excursion de l'œil;

2° La diplopie.

Dans le *strabisme concomitant*, l'appareil moteur de l'œil est *intact*, les mouvements du globe sont absolument *normaux*.

Dans le *strabisme paralytique*, les mouvements d'excursion sont *diminués*, parfois même *anéantis* dans le sens d'action du muscle atteint, suivant que la paralysie est complète ou non.

Le plus souvent, il sera facile de s'en rendre

compte en faisant fixer le doigt par l'œil malade et en le promenant successivement dans tous les sens. Cependant de faibles insuffisances peuvent échapper à un œil même très exercé.

Un autre moyen plus scientifique consiste à mesurer avec un périmètre le *champ de fixation monoculaire*, c'est-à-dire l'étendue dans laquelle l'œil peut nettement fixer un point avec sa macula, une lettre par exemple.

Diplopie. — Les malades atteints de strabisme concomitant n'accusent jamais de diplopie. Cela tient à ce que le strabisme remonte à la plus tendre enfance et que l'œil strabique ne recevant que des images rétiniennes périphériques, donne lieu à des images confuses dont le sujet arrive à faire complètement abstraction.

Il n'a plus que la vision *monoculaire*, l'œil strabique est atteint d'*amblyopie par défaut d'usage*. Dans certains cas, cependant, dans les strabismes récents ou légers, on a pu produire par des verres colorés l'apparition de la diplopie.

La paralysie qui atteint brusquement un œil souvent normal et de bonne acuité, détruit l'équilibre musculaire et détermine immédiatement l'apparition de la *diplopie*.

C'est presque toujours pour ce symptôme que les malades viennent nous consulter et c'est parfois le seul signe qui permette de faire un diagnostic; nous insisterons ici sur la façon de le recueillir et de l'interpréter.

Mais auparavant, il est peut-être utile de rappeler succinctement quels sont les muscles moteurs de l'œil et quelles actions ils exercent sur le globe.

Il y a 4 muscles droits...	Droit supérieur. Droit interne. Droit inférieur.	Innervés par la 3e paire (moteur oculaire commun).
	Droit externe.	Innervé par la 6e paire (moteur oculaire externe).
Deux muscles obliques....	Petit oblique.	Innervé par la 3e paire.
	Grand oblique.	Innervé par la 4e paire (pathétique).

Chacun de ces muscles a sur le globe des actions indispensables à connaître :

Le droit supérieur est élévateur, rotateur en dedans, adducteur
Le droit inférieur est abaisseur, rotateur en dehors, adducteur.
Le droit interne est surtout adducteur.
Le droit externe est surtout abducteur.
Le petit oblique est élévateur, rotateur en dehors, abducteur.
Le grand oblique est abaisseur, rotateur en dedans, abducteur.

D'après deux propriétés qui sont communes à plusieurs d'entre eux, on peut les diviser en : *muscles abducteurs* et *muscles adducteurs.*

Les muscles abducteurs sont	Le grand oblique. Le petit oblique. Le droit externe.

Les muscles adducteurs sont	Le droit supérieur. Le droit interne. Le droit inférieur.

Suivant que la paralysie porte sur un muscle *abducteur* ou *adducteur*, la position de l'image fausse par rapport à l'image vraie varie et donne des indications précieuses pour le diagnostic.

La diplopie, qui consiste, comme son nom l'indique, à percevoir deux images d'un seul objet, peut être *monoculaire* ou *binoculaire*.

Elle est *monoculaire*, lorsqu'elle persiste dans la vision monoculaire.

Elle est *binoculaire*, lorsqu'elle disparaît à la suite de l'occlusion d'un œil, ce qui est le cas dans les paralysies musculaires.

Donc, si un malade se plaint de diplopie, il faut tout d'abord savoir à quelle variété nous avons affaire; si en faisant fermer l'œil sain la diplopie disparaît, nous aurons affaire à la *diplopie binoculaire*, la seule qui nous intéresse pour l'instant.

Il nous faut tout d'abord expliquer comment nous concevons la production de la diplopie.

L'explication que nous adoptons ici a le mérite, si elle n'est pas vraie, d'expliquer nettement les choses et d'en faire comprendre facilement le mécanisme.

Comment assignons-nous aux objets une place dans l'espace? par la situation des images rétiniennes qu'ils nous donnent.

Soit un point A, donnant une image rétinienne *a*, nous lui assignons dans l'espace une certaine place. Examinons maintenant la localisation d'autres points par rapport à lui. Le point A', qui donne une image *a'*, nous paraît *plus haut* parce que *a'* est au-dessous de *a*. De même A'', qui donne une image rétinienne *a''* *plus haute* que *a*, nous paraîtra *plus bas* dans l'espace que A.

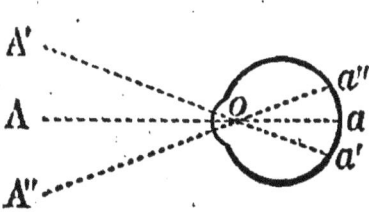

Supposons que *a* soit la macula, il en résulte que

les images *rétiniennes supérieures* correspondent aux objets qui sont situés *plus bas* dans l'espace, les images *inférieures* aux objets *situés plus haut*.

De même *nous jugeons ces objets plus hauts ou plus bas parce qu'ils nous donnent des images rétiniennes inférieures ou supérieures*.

Ce que nous venons de dire pour le plan vertical peut se dire pour le plan horizontal. L'objet A' nous semble être *à droite* de A parceque son image rétinienne *a'* est à *gauche* de *a*, *a"* nous semble être *à gauche* de A parce que *a"* est à droite de *a*.

L'explication de ce phénomène psychique nous permet de comprendre ce qui se passe dans la paralysie musculaire.

Il y a deux cas à considérer : 1° la paralysie d'un muscle abducteur ; 2° la paralysie d'un muscle adducteur.

1° Paralysie d'un abducteur.

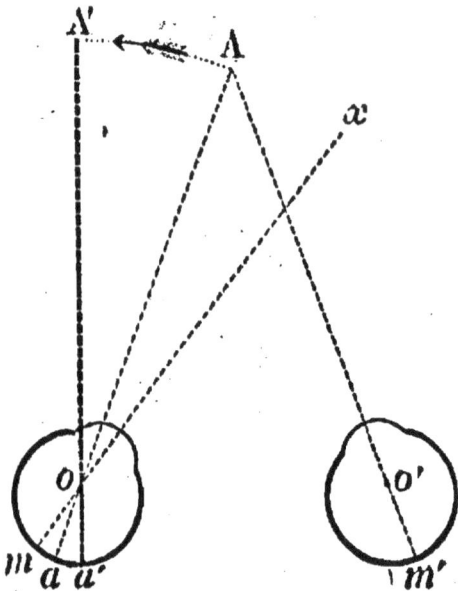

Considérons les deux yeux O et O'. Supposons qu'il y ait une paralysie du droit externe gauche. Il y a strabisme interne. L'axe visuel de O est dirigé suivant *m x*. L'œil O' reçoit de A une image sur sa macula *m'*. Mais l'œil O ne reçoit plus l'image de A en *m* à cause de son strabisme, mais en *a*, c'est-à-dire à *droite de m*. Le malade ne se rendant pas compte que c'est sa macula qui s'est déplacée en conclut que c'est l'objet A qui s'est transporté *à gauche*, en A' par exemple, mais comme l'œil sain assigne à A' une place différente dans l'espace, il en conclut qu'il y a *deux objets au lieu d'un*, l'image perçue avec l'œil sain est l'*image vraie*, l'image perçue avec l'œil malade est l'*image fausse*. Dans ce cas l'*image fausse étant du côté de l'œil paralysé*, il y a *diplopie homonyme*.

Toutes les fois qu'un muscle abducteur est paralysé, *il existe de la diplopie homonyme*.

2° Paralysie d'un adducteur.

Supposons qu'il y ait paralysie du *droit interne gauche*, l'œil O est en strabisme externe.

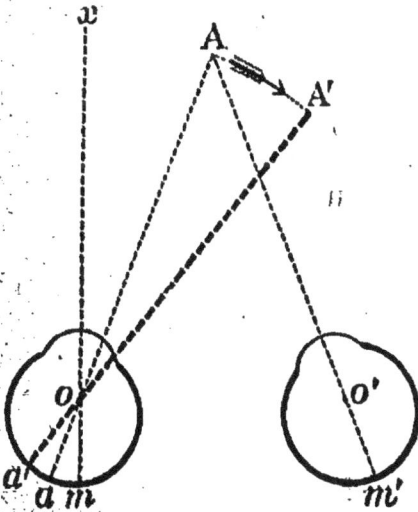

O' reçoit l'image de A sur sa macula *m'* et lui assigne une situation dans l'espce.

O la reçoit non pas en *m*, mais en *a*, *à gauche de la macula m*.

En raisonnant comme plus haut, il juge que l'objet qui donne une image à gauche de *m* doit être à *la droite de A* en A' par exemple (*aa'=am*).

Ici, l'image fausse A' se trouve du côté de l'œil sain, il y a *diplopie croisée*.

. Toutes les fois que la diplopie se montre dans la paralysie d'un adducteur, c'est de la *diplopie croisée*.

Un moyen mnémotechnique très simple consiste, pour retenir ce phénomène, à se rappeler les mots : croisade (croisée-adducteur) ou abdomen (abducteur-homonyme). Cela étant compris, il est bien facile de faire un diagostic de paralysie musculaire.

Comment doit-on procéder à la recherche de la diplopie ?

Le mieux est de placer le malade dans un endroit obscur, une chambre noire, et de recouvrir l'un des deux yeux avec un verre coloré, de façon que les deux images n'ayant pas la même couleur, soient nettement perçues par l'observé. L'observé doit se tenir assis, maintenir sa tête droite et *immobile*. L'observateur muni d'une bougie se place devant lui à 1 mètre environ. On demande d'abord au malade s'il voit *deux bougies* et de *quelle couleur* elles sont. On se sert ordinairement d'un verre rouge pour recouvrir un œil, le malade verra une *bougie rouge* et *une jaune*. On fait fermer un œil, la diplopie disparaît; on a donc affaire certainement à une *diplopie binoculaire*. Il faut maintenant établir si la diplopie est *homonyme* ou *croisée*. Si la bougie rouge est du côté de l'œil recouvert du verre rouge la diplopie est *homonyme*, dans le cas contraire, elle est *croisée*.

Dans le premier cas, c'est un *abducteur* qui est atteint ;

Dans le second, c'est un *adducteur*.

Dès lors, on sait à quel groupe de muscles appartient celui qui est atteint.

Il ne reste plus qu'à savoir : 1° *quel il est; 2° à quel œil il appartient.*

Diplopie dans le sens horizontal. — 1° Pour savoir *quel il est,* on recherche le sens *horizontal* ou *vertical* dans lequel la diplopie est surtout manifeste.

Promenons pour cela la bougie dans tous les sens, lentement pour que le malade puisse bien suivre l'écartement ou le rapprochement des images. Si les images restent au même niveau dans les mouvements d'élévation ou d'abaissement et que la diplopie soit surtout manifeste dans le sens horizontal, augmentant quand on va d'un côté, disparaissant quand on va de l'autre, on en conclut que le muscle atteint est un *abducteur*, non élévateur, ni abaisseur qui ne peut être que le droit externe, si on à affaire à de la diplopie homonyme ; dans le cas contraire, c'est le droit interne (diplopie croisée).

A quel œil appartient le muscle paralysé? 1° Il n'y a qu'à promener la bougie de droite à gauche ; *l'écartement des images* indique le côté paralysé.

Si par exemple l'écartement primitif accusé par le malade est de 5 centimètres et qu'en déplaçant la bougie à droite (la droite du malade) l'écartement devienne plus grand, c'est un des muscles qui portent l'œil à droite qui est atteint. Il n'y en a que deux le *droit externe* droit et le *droit interne gauche;* dans le premier cas, il y a *diplopie homonyme,* dans le second, diplopie croisée; le diagnostic est donc facile à faire.

Il n'y a pour cela qu'à retenir que *l'écartement*

des images augmente dans le sens d'action du muscle paralysé. Ce phénomène est facile à comprendre. Car l'œil ne pouvant suivre les mouvements de l'œil sain en dedans ou en dehors, l'image rétinienne devient de plus en plus éloignée de la macula et le malade accuse un écartement de plus en plus considérable.

Diplopie dans le sens vertical, diplopie en hauteur. — Dans ce cas la diplopie homonyme ou croisée, quoique manifeste dans le sens horizontal, accuse surtout dans les mouvements d'élévation ou d'abaissement de la bougie, une *différence de niveau.*

Si la différence de niveau se manifeste surtout et augmente *pendant l'élévation,* c'est un muscle élévateur qui est atteint (petit oblique ou droit supérieur).

On les distinguera facilement par la variété de la diplopie.

Petit oblique : diplopie homonyme.

Droit supérieur : diplopie croisée.

Quand la différence de niveau se manifeste surtout dans l'abaissement, ce sont les muscles abaisseurs qu'il faut incriminer (droit inférieur ou grand oblique).

La variété de diplopie indiquera aussi lequel des deux muscles est atteint.

A quel œil appartient le muscle paralysé ?

La différence de niveau permet, comme l'écartement dans le sens horizontal, de faire le diagnostic.

L'image la plus haute ou l'image la plus basse correspondent toujours à l'œil atteint.

Si c'est la rouge, c'est l'œil recouvert du verre rouge; dans le cas contraire, c'est l'autre.

Nous avons rapporté ici ce qui est indispensable pour faire un pareil diagnostic. Si nous voulions résumer nous dirions :

1° *Chercher si la diplopie est homonyme ou croisée.*

Cela étant établi on aura :

I. DIPLOPIE HOMONYME.

	Quel muscle ?	De quel œil ?
1° Dans le sens horizontal.	Droit externe.	Écartement des images *augmente* du côté paralysé.
2° Dans le sens vertical { en haut.	Petit oblique.	Image la *plus haute* est celle de l'œil atteint.
en bas.	Grand oblique	Image la *plus basse* est celle de l'œil atteint.

II. DIPLOPIE CROISÉE.

	Quel muscle ?	De quel œil ?
1° Dans le sens horizontal.	Droit interne.	Écartement des images augmente dans le sens d'action du muscle paralysé, c'est-à-dire du côté de l'œil sain.
2° Dans le sens vertical { en haut.	Droit supér.	Image la *plus haute* est celle de l'œil atteint.
en bas.	Droit infér. .	Image la *plus basse* est celle de l'œil atteint.

Nous n'avons insisté ici que sur la situation des images vraie ou fausse par rapport à leur distance réciproque; mais il y a d'autres phénomènes dont il faudrait parler. Nous en dirons un mot, mais nous

n'insisterons pas pour ne pas compliquer inutile-
ment la question.

L'image fausse est toujours moins brillante et
moins nette que l'image vraie, car elle se forme à la
périphérie de la rétine et on sait que la sensibilité
rétinienne va en décroissant de la macula à la périphérie.

Il existe aussi une *différence d'éloignement* des
images dans le sens antéro-postérieur, l'une peut
paraître plus rapprochée que l'autre. Ce sont là des
erreurs fournies par le sens musculaire lésé dans la
paralysie.

De même on explique les différences de *grandeur*.
Enfin les images peuvent être *inclinées* dans des sens
variés suivant le muscle atteint, les variations d'inclinaison tiennent évidemment aux variations d'inclinaison ou de non inclinaison du méridien vertical
de l'œil. On a beaucoup discuté à ce sujet; mais ces
inclinaisons d'images ne sont pas nécessaires pour
faire un diagnostic et il faut, pour les constater, avoir
affaire à des malades qui soient de fins observateurs.
Ces questions un peu ardues nous paraissent devoir
être réservées pour les traités spéciaux.

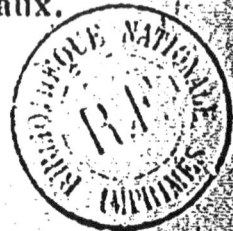

20,005. — Bordeaux, Y. Cadoret, impr., rue Montméjan, 17

TABLE DES MATIÈRES (1)

(1) Les chapitres marqués d'un astérisque ont paru presque textuellement dans le *Traité de médecine pratique*. Une erreur d'impression les attribue à un autre auteur.

14

www.ingramcontent.com/pod-product-compliance
Lightning Source LLC
Chambersburg PA
CBHW071632200326

41519CB00012BA/2258